复旦大学附属 眼耳鼻喉科医院
EYE & ENT HOSPITAL OF FUDAN UNIVERSITY

近视、黄斑病变 和视网膜脱离

——自我防护、手术选择和恢复

王文吉　周行涛　江　睿　赵　婧◎等编著

U0203317

上海科学技术文献出版社
Shanghai Scientific and Technological Literature Press

图书在版编目（CIP）数据

近视、黄斑病变和视网膜脱离：自我防护、手术选择和恢复/王文吉等编著 . 上海：上海科学技术文献出版社，2024. —ISBN 978-7-5439-9282-5

Ⅰ. R77-49

中国国家版本馆 CIP 数据核字第 2024NL8302 号

责任编辑：王　珺　张雪儿
封面设计：留白文化

近视、黄斑病变和视网膜脱离：自我防护、手术选择和恢复

JINSHI, HUANGBANBINGBIAN HE SHIWANGMO TUOLI: ZIWO FANGHU, SHOUSHU XUANZE HE HUIFU

王文吉　周行涛　江　睿　赵　婧　等编著
出版发行：上海科学技术文献出版社
地　　址：上海市淮海中路 1329 号 4 楼
邮政编码：200031
经　　销：全国新华书店
印　　刷：商务印书馆上海印刷有限公司
开　　本：650mm×900mm　1/16
印　　张：14.75
字　　数：177 000
版　　次：2025 年 1 月第 1 版　2025 年 1 月第 1 次印刷
书　　号：ISBN 978-7-5439-9282-5
定　　价：58.00 元
http://www.sstlp.com

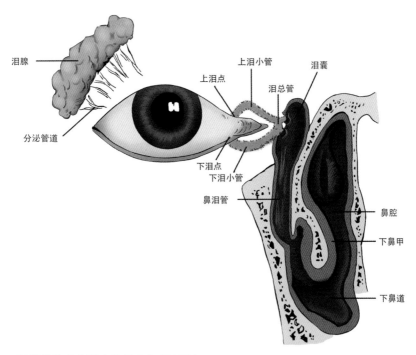

泪腺

分泌管道

上泪点

上泪小管

泪总管

泪囊

下泪点

下泪小管

鼻泪管

鼻腔

下鼻甲

下鼻道

▲ 泪器结构示意图（详见正文 004 页）

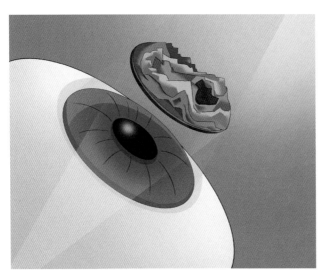

▲ 波前像差 −Bing images（详见正文 010 页）

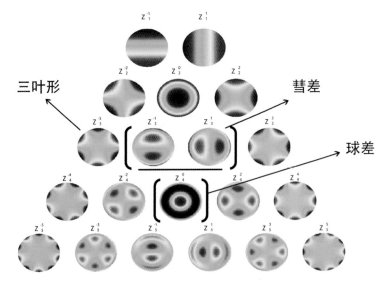

▲ 像差示意图（详见正文 011 页）

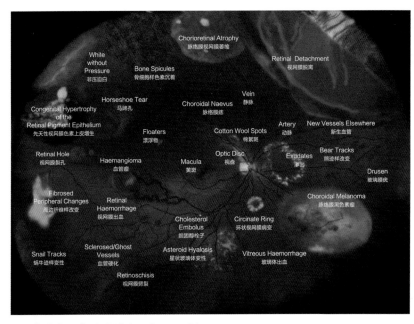

▲ 眼底病变示意图（详见正文 015 页）

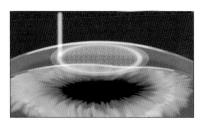

第一步：飞秒激光扫描制作微透镜

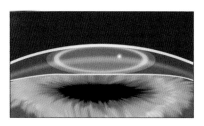

第二步：飞秒激光扫描制作微透镜

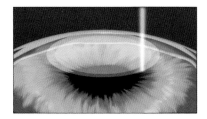

第三步：飞秒激光制作微切口

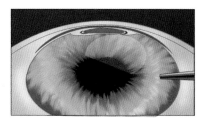

第四步：取出微透镜

▲ SMILE 微创全飞秒手术（详见正文 030 页）

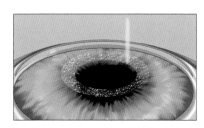

第一步：飞秒激光制作角膜瓣

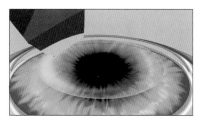

第二步：掀开角膜瓣

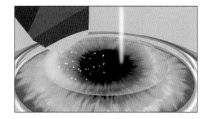

第三步：准分子激光扫描切削

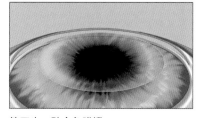

第四步：贴合角膜瓣

▲ FS-LASIK 全激光手术（详见正文 030 页）

近视、黄斑病变和视网膜脱离 ✚

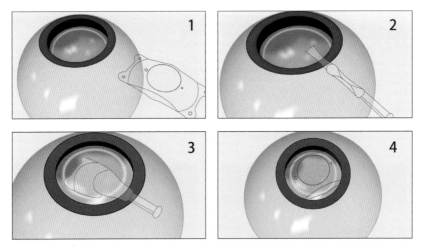

▲ ICL 手术示意图（详见正文 038 页）

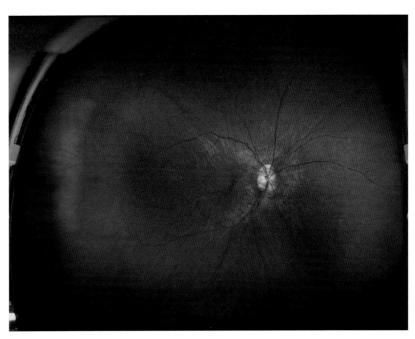

▲ 未发生严重病变时高度近视的眼底照片（详见正文 044 页）

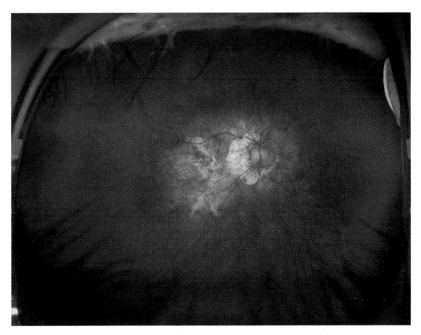

▲ 发生后巩膜葡萄肿时高度近视的眼底照片（详见正文 044 页）

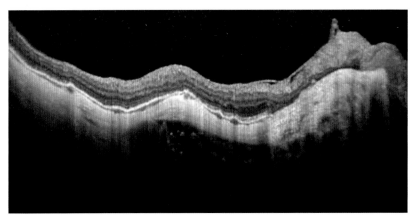

▲ 发生后巩膜葡萄肿时高度近视的眼底 OCT（和上图为同一人）（详见正文 044 页）

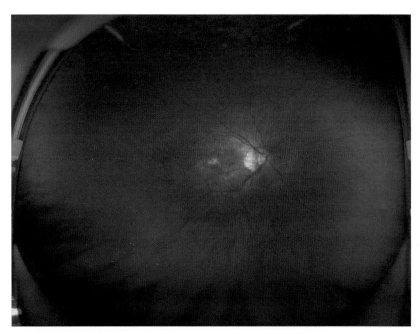

▲ 发生黄斑劈裂时高度近视的眼底照片（详见正文 066 页）

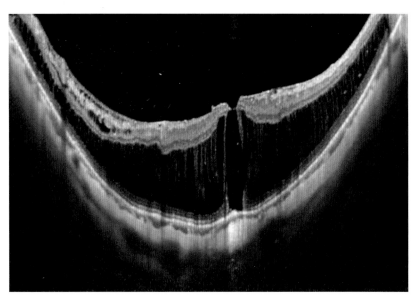

▲ 发生黄斑劈裂时高度近视的眼底 OCT 图像（与上图为同一人）（详见正文 066 页）

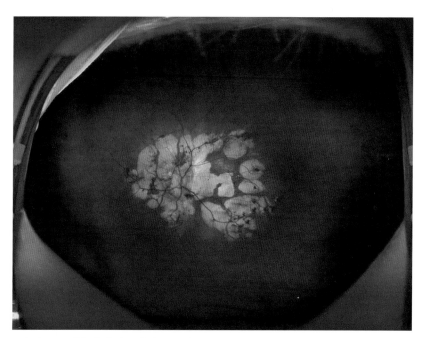

▲ 发生视网膜高度萎缩时高度近视的眼底照片（详见正文 067 页）

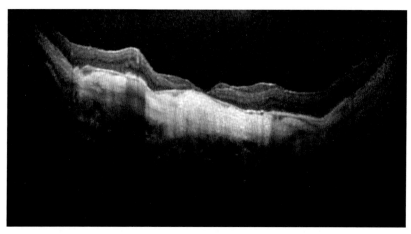

▲ 发生视网膜高度萎缩时高度近视的眼底 OCT 图像（与上图为同一人）（详见正文 067 页）

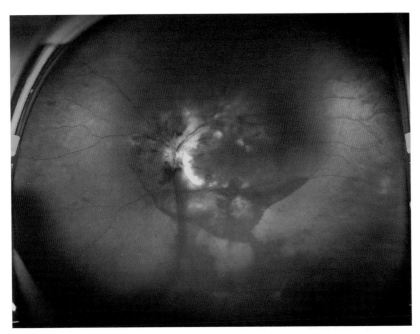

▲ 晚期糖尿病视网膜病变发生玻璃体出血的眼底照片（详见正文 093 页）

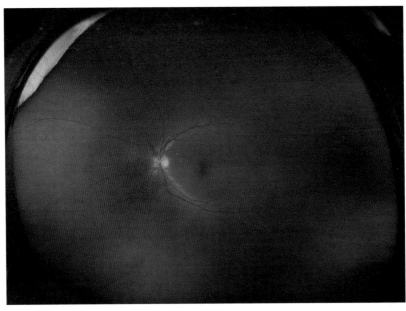

▲ 玻璃体腔可见半透明环形混浊物，红色箭头所指为 Weiss 环（详见正文 105 页）

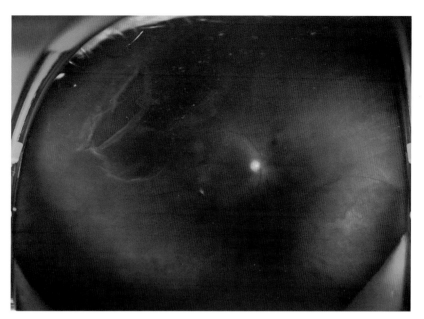

▲ 马蹄孔导致视网膜脱离的眼底照片，红色箭头所指为大马蹄形裂孔（详见正文 121 页）

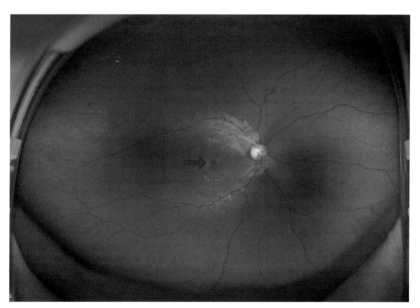

▲ 黄斑裂孔的眼底照相，红色箭头所指为黄斑裂孔（详见正文 130 页）

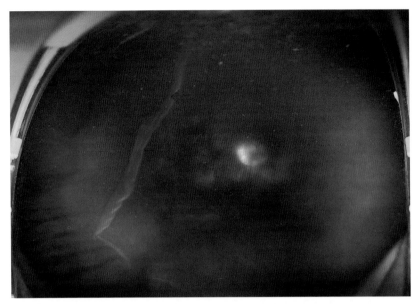

▲ 巨大裂孔导致的视网膜脱离，伴裂孔后缘卷曲（红色箭头所指处）（详见正文 132 页）

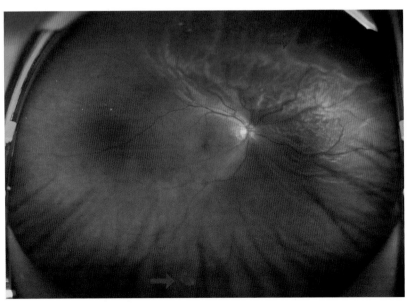

▲ 孔源性视网膜脱离的眼底照相，裂孔在鼻上方和下方（红色箭头所指处）（详见正文 139 页）

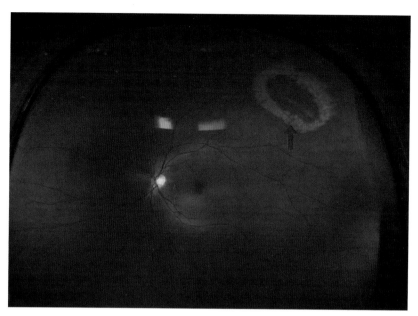

▲ 视网膜变性区激光治疗后，红色箭头所指处为排成数排的激光斑白点（详见正文 157 页）

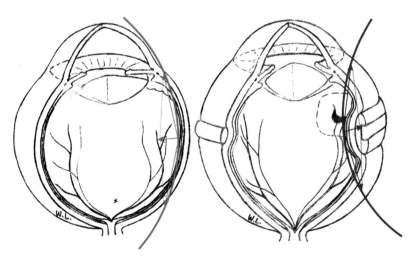

▲ 网膜弹性导致的合力，正常情况下朝向眼球中心，使视网膜倾向于脱离；在外加压部位朝向眼球壁，使视网膜倾向于复位（详见正文 163 页）

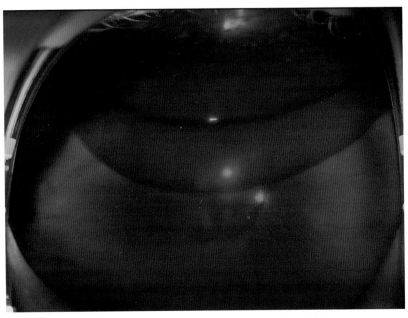

▲ 玻璃体切割术后注气的眼底照片，上方可见气体（详见正文 167 页）

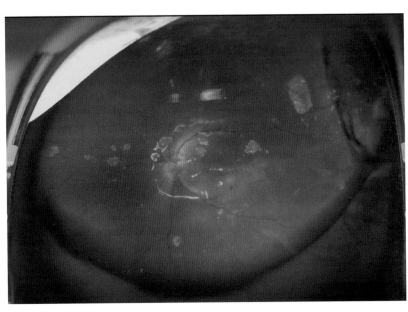

▲ 玻璃体切割术后注油的眼底照片（详见正文 168 页）

编委会

王文吉，教授，博士研究生导师。

1955 年毕业于上海医学院。毕业后一直于上海医学院（即今复旦大学）附属眼耳鼻喉科医院眼科工作至今。现任眼耳鼻喉科医院终身教授。1962~1966 年在原校攻读神经眼科研究生；1981~1982 年底去美国哈佛大学附属麻省眼耳医院及 Schepen's 视网膜基金会进修视网膜玻璃体疾病与眼病理；1994~1995 年在香港中文大学眼科与视觉科学系专业从事玻璃体与视网膜的临床和教学工作；1985~1997 年任上海医科大学眼科教研室主任。

1982 年自美国回国后，致力于视网膜玻璃体疾病的临床与研究。积极推广使用间接眼底镜；研制国产硅橡胶加压材料用于视网膜脱离手术，由于这两项革新，使视网膜脱离的诊断与治疗迈进一大步，达到国际水平。同时积极开展玻璃体手术，使许多当时无法治疗的眼病如眼内铜异物、寄生虫，先天性玻璃体疾病，急性视网膜坏死，晚期严重视网膜脱离等得到治疗，并取得良好效果，发表相应的论文。

为推广玻璃体手术，举办了十多期全国性玻璃体视网膜手术学习班，为全国培养了许多玻璃体视网膜手术医生，其中一些已成为骨干。

现任《中国眼耳鼻喉杂志》主编，《中华眼科及中华眼底病》等专业眼科杂志的编委。

1998 年因其治疗玻璃体视网膜的突出成绩，获上海市卫生局医疗成果奖。2000 年获中美眼科学会金苹果奖。

周行涛，教授、博士研究生导师。

1999 年毕业于上海医科大学。现任复旦大学附属眼耳鼻喉科医院院长，眼科主任医师，教授，博士生导师，是国家卫生健康突出贡献中青年专家、国务院特殊津贴专家、中华医学会激光医学专委会副主任委员、全国综合防控儿童青少年近视专家宣讲团副团长、上海市学校卫生保健协会青少年生长发育与健康促进专委会主委、上海激光与裸眼 3D 视觉健康工程技术研究中心主任、上海市眼视光学研究中心主任，入选教育部"新世纪人才"计划、上海市"领军人才"、上海市优秀学科带头人等。以近视综合防治为重点，在国内率先带领团队建立儿童屈光发育档案，国际率先开拓全飞秒连续撕镜（SMILE-CCL）技术及透镜移植研究，首创圆锥角膜表面镜、层间镜联合角膜交联技术，全国最早开展飞秒激光、LASEK/Epi-lasik 准分子激光等临床与基础研究，带动飞秒技术与优化表层切削手术在国内的规范开展；在国内最早开展超高度近视人工晶体植入术（ICL V4C）并牵头制订技术规范与专家共识，曾获得国家技术发明二等奖、国家科技进步二等奖、上海市科学技术普及奖一等奖、上海市及教育部科技进步二等奖等多个奖项。

江睿，医学博士，主任医师。

毕业于上海医科大学，获眼科学博士学位，并在上海医科大学（现复旦大学）附属眼耳鼻喉科医院眼科工作至今。现任复旦大学附属眼耳鼻喉科医院眼科主任医师，对各种眼病有较丰富的临床经验，尤其是玻璃体视网膜疾病的诊断和治疗和各种眼外伤的处理。

赵婧，副主任医师，副教授，硕士生导师。

毕业于复旦大学，获眼科学博士学位，现为复旦大学附属眼耳鼻喉科医院眼科副主任医师、副教授、硕士生导师。临床擅长儿童青少年近视防控和成人近视矫治手术，入选中国眼视光"明日之星"英才计划，上海市青年科技启明星、上海市卫生健康青年人才、上海市"医苑新星"等，获教育部、上海市科技进步二等奖、中华医学科学技术奖二等奖、上海市科学普及一等奖、中国眼视光年度新秀奖、上海市青年五四奖章、复旦大学十大医务青年、复旦大学"学术之星"、三八红旗手等多项荣誉。主持国自然基金3项、省部级课题等4项，主编／副主编书籍7本。

前言

Preface

我们在门诊工作中，经常遇到许多双眼高度近视的患者，他们年龄不大，多数还在工作岗位上，但视力很差，导致工作有困难。为提高视力，他们四处求医但仍得不到满意的解决方案。患者十分苦恼，焦虑，尤其担心自己会完全失明，情绪低落，生活在阴影中。另外我们也看到一些高度近视患者发生了并发症如黄斑出血，视网膜脱离等，使原本就差的视力进一步受到损害。这些并发症发生的原因是什么，有哪些不良后果，该怎样治疗？为了使高度近视患者对自己的眼疾有一个正确的认识，避免过多的焦虑，并当发生并发症时，患者能及时到医院就医，挽救已低下的视力，不进一步受到损害，我们特地编写这本科普读物，用来普及高度近视的知识，希望对高度近视的患者有所帮助。

本书还介绍了关于近视与高度近视的许多内容，如近期的进展以及个人在处理疾病中的经验，这些内容在大学眼科教科书或眼底病著作中一般不作详细的叙述。因此本书不但是一本科普书，可提高人们对近视、高度近视及其并发症的认识，也对其他科医生或虽是眼科医生但并非本专业者，或者在基层工作的眼科医生有实际的裨益，可帮助他们学习近视治疗的最新发展，以及高度近视可能引起的眼底病变及其处理的知识，有益于他们的日常工作。

王文吉

本书编者王文吉医生，为复旦大学附属眼耳鼻喉科医院的眼科教授。从事眼科工作六十余年，在眼科尤其是视网膜疾病方面积累了丰富的经验。经她诊治过的高度近视眼患者不计其数、经她手术过的视网膜脱离患者成千上万。多年的医学实践，使她理解患者的心情与诉求。愿以此书贡献给读者，让他们了解更多有关自己眼部疾病的知识。

目录

高度近视的屈光问题

绪语

谁给你送来的光明？

美的光芒，来自自然。美的光芒，来自心灵与心灵之间。美的光芒，来自穿梭时空的视线。

即使是当前数字化时代最先进的照相机，仍然无法与人类的眼睛相媲美。作为大自然最神奇的构造之一，人的眼球，在传送光芒的过程中，将人的主观世界与所置身的客观世界奇妙地连接起来。

眼的门户安全受到眼睑的全心保障，白天不知疲倦的瞬目，到了晚上，眼睑自然闭合，让劳累的眼睛得到充分的休息。

眼睑呵护着的眼睛，不过是直径大约为 24 毫米，重量为 45 克的球体，其精妙的结构却令人赞叹不已。仅眼球壁就分为三层，而眼球内的让光线曲折变化犹如梦幻舞蹈的晶状体和玻璃体，最主要成分居然是世上最简单的水！

球壁的最外一层纤维膜，前 1/6 是完全透明的角膜，这是地球上最无与伦比的照相镜头了。这个镜头并非正圆，而是横椭圆形，横径约 11 毫米，竖径约 10 毫米，中央处的厚度大约 500 微米左右，周边较厚处不过 1 毫米，并呈现一定的曲率，将光线曲折。这个菲薄精致的镜头，在显微镜下可分为5层，最表面的是上皮层，其下的前弹力层内穿越着细密的神经丛发出的垂直小支，这是角膜知觉特别敏感的原因之一，俗话说"眼睛里容不得一颗沙粒"就是这个真理。然后是占角膜总厚度约90%的基质层、后弹力层以及最内面的内皮层。内皮层的细胞是优美多姿的六角形，它起到"吸水泵"的作用，如果它的功能不全，角膜就肿胀混浊，怎么擦镜头也擦不亮，只能"换"镜头，也就是角膜移植。

全透亮的角膜与后5/6的纤维膜－瓷白色的巩膜的交界，其实是一个移行的边缘地带，是前房角的前壁。前房角是眼内水分的主要排出途径，如果水生得太多排不及，或者水的生产正常但排出的渠道受阻不通畅，都会使眼内的压力升高。这时角膜镜头水肿雾朦朦不说，眼的神经也会受压萎缩，视功能下降甚至丧失，这就是平常说的"青光眼"。

球壁的第二层是葡萄膜，顾名思义，因为其上遍布丰富的色素和血管，就如紫色的葡萄。从前向后，分为虹膜、睫状体和脉络膜。日常人们在兴奋、惊喜等时的"瞳孔放光"，是虹膜上的瞳孔开大肌和括约肌作用的结果。而虹膜的色彩因种族和个体而异，"像海水一样湛蓝"的款款深情、"似夜空一样深邃"的神秘莫测、"如雾霭一样朦胧"的黯淡迷离，都原于虹膜的变幻的色彩。睫状体是生产眼内水的工场，脉络膜是相机的"暗箱"。当然，脉络膜丰富的血液供应，决定了脉络膜是眼内弥足珍贵的营养室。

最内层是这个活相机的底片，看起来是透明薄膜，比蝉衣更薄，最薄处仅13微米；运作原理如传感器，工作能力却是最精细最灵敏的电子传感器所不能及。视网膜复杂的结构是"十全十美"地分成10层。视细胞有两种，感受暗的视杆细胞多达1亿个以上，越靠近视网膜周边部越多，如果视杆细胞功能出现问题，就可能是"鸡盲眼"（夜盲）。视锥细胞感受明觉，全视网膜的视锥细胞有 6500 万个左右，黄斑区密度最高，就在 13 微米厚度的黄斑中心凹处，每平方毫米的视细胞高达 147 300 个。同时，万紫千红的色彩感受，也得益于视细胞的功能，如果存在先天缺陷等因素，会发生"红绿色盲"等视觉异常。

视细胞的出色显影，有赖于视网膜其他各层的通力合作。色素上皮层专门吞噬光感受器外节的膜盘，这对维持正常视功能至关重要。另外，还有外界膜、外丛状层，外核层、内核层、内丛状层、神经节细胞层及内界膜，层层相互支持。只有这样，每缕光线、每个映像，在通过镜头到达视网膜后，就能转化成神经感知的信号，然后传输到大脑。

人人都知道照相机是可以调节焦距的，那么人类的眼睛靠什么来调节呢？这要来看看眼球内的结构：角膜与虹膜之间称为前房，虹膜后面的后房内悬吊着一枚水晶样的镜片：晶状体。正是这枚晶状体，在看近或看远时分别以变凸或变平来调节清楚物像。到了 40 岁以上，人类的晶状体的调节力下降，看近的东西渐渐变糊，这便是"老花"。50 岁以上，晶状体从透明变得不透明，或者因为外伤或其他原因变得不透明，这时叫"白内障"。患白内障不可怕，可用超声乳化术，并在相同的位置植入一枚人工晶状体，光明便回到眼前。眼内其余的成分就是水了。水，有着一定的屈光指数的与血浆的化学成分相同的水，充满了前房与后房，而眼球的后 4/5 的空腔内所充满的玻璃体，它的成分中 99% 也是水。

千变万化的世界万物，就这样借着光芒，通过角膜、房水、晶状体和玻璃体，映在人们的视网膜上、映在人们的脑海里、映在了人们的心坎上。

你的泪，是"泪雨纷纷"？还是"欲哭无泪"？

人们对眼泪的最初认识，源自人类自身的哭泣行为，朦胧的泪影里，是无尽的痛苦、忧伤、相思、愤怒、无奈……也有些人，对眼泪的最早记忆是一颗极其细小的沙子飞入到眼中，伴随着止不住的泪水，伴随着尖锐到心的痛。

泪雨纷纷，眼泪从哪里来？欲哭无泪，为什么没有眼泪？晶莹的眼泪，仅仅因为伤心和疼痛吗？

即使是流了一生相思泪的林黛玉，她的眼泪也和普通人的眼泪一样，是眼保护机制的一个重要组成部分。泪液营养和湿润角膜，润滑眼睑与眼球的运动，冲洗角膜和结膜表面的灰尘和微生物，起着抗菌、供氧、保持正常的角膜光学平面的作用。

泪液的源头在哪里？分泌泪液的有泪腺、副泪腺、结膜杯状细胞等。泪腺位于眼眶的外上角的泪腺窝内。副泪腺包括 Krause 腺、Wolfring 腺、Ciaccio 腺。组织学上，泪腺是一种由针眼大小的腺小叶合并而成的葡萄状浆液腺。杯状细胞分布于结膜。泪液来源于基础分泌和反射分泌。基础分泌在睡眠时仍存在，黏液由杯状细胞、Henle 隐窝、泪腺的非杯状细胞分泌，水样液由 Krause 腺、Wolfring 腺分泌，脂质来自睑板腺、Zeis 腺和 Moll 腺。反射分泌由泪腺分泌，包括周围感觉型反射分泌、视网膜型反射分泌、精神反射分泌。

人们常说"苦涩的泪水"，其实泪液是一种弱碱性的透明液体，pH7.1~7.8。泪液 98.2% 为水，除外少量无机盐和蛋白质，还含有溶菌酶、免疫球蛋白 A、补体系统、溶素、乳铁蛋白等，这些成份对抗菌消炎而言是十分重要的。人在正常清醒状态下，16 小时分泌泪液 0.5~0.6 毫升，每分钟分泌 0.9~2.2 微升。正常结膜囊内泪液量 7~10 微升。有了正常质和量的泪液，才会有清明如玉、奕奕有神的眼睛。

人体分泌出的泪液到哪里去呢？大部分泪液通过蒸发消失，一部分经流出通道排出。泪道包括上下泪小点、泪小管、泪总管、泪囊和鼻泪管。

眼泪纷飞是何因？流眼泪可有两种原因：眼受到刺激或情绪激动时发生泪液分泌过多；泪道不通畅使排出受阻。如分泌超过 100 微升 / 分钟，即使泪道正常也会出现泪溢。原发性分泌过多：如泪腺炎症、肿瘤等。药物性有新斯的明、有机磷农药等。中枢或精神性流泪：情绪激动、悲伤、狂笑、疼痛等。有意思的是，中枢或精神性流泪在出生 1 月以后方建立，因此新生儿的哭是真正的"干哭"，光闻哭声不见泪。自主性分泌可见于演员和癔病患者。神经性流泪如三叉神经、面神经刺激可诱发。而有些患者咀嚼食物时的异常流泪即所谓的"鳄鱼泪"现象并非是一种冷酷，而是诸如发育不良、产伤、面神经瘫痪等所致的病态。

泪液过多致泪溢，那么过少呢？泪液过少则出现干眼症。原发性：泪腺萎缩、炎症、老年、结膜杯状细胞损害。中毒性：阿托品中毒。营养不良：维生素 A 缺乏等。最应重视的是干燥性角膜炎：泪膜的质或量不足所造成的角膜上皮不能维持正常功能的一种疾病。主泪腺分泌泪液水分缺乏、杯状细胞分泌粘蛋白缺乏、脂质异常、眼睑位置异常、上皮病变均可致异常。症状有眼部刺激感、发红或眼部有难以描述的不适感，夜间或清晨醒来时干燥感。干燥性角膜炎并发症除了无菌性角膜基质溃疡、睑缘炎、角膜炎、带状角膜变性、角膜上皮化外，更让患者不安的是精神上的痛苦、失望和忧郁。干眼症患者尤其是中老年患者的眼睛，常如祥林嫂式的欲哭无泪，折射出角膜干燥症的无助，也仿佛包含着深切的生活创痛。

诊断干眼症可用孟加拉玫瑰红染色法、泪膜破裂时间（简称BUT）试验、Schirmer 试验等。干眼症治疗首先针对病因，对症治疗包括补充泪液：玻璃酸钠、聚乙烯醇、羟丙基纤维素缓释人工泪液等；减少泪液流失：减少蒸发、泪点封闭（泪点塞子、胶原塞）；手术；黏蛋白清除剂与刺激泪液分泌药物的应用。总体而言，尚没有最好的方法。

泪雨纷纷，泪雨过后还是明亮、清澈的眼睛。欲哭无泪，无泪的眼睛迫切期待着眼科学家的慈心慧手。人们，原以为眼泪是何其单纯透明，却发现眼泪蕴积了多少未知的奥秘。

你会把验光配镜作为一个享受的过程吗？

谁不想拥有一双晶莹剔透、明亮如炬的眼睛？谁都期待有一双看穿尘寰的火眼金睛！

可是我们的眼睛，在我们发育长大的早期通常是远视；有一部分人，一生都是远视状态。

各种各样的问题，在寻求帮助的时候，配戴眼镜或许是我们感受清晰明亮的外界的最为历史悠久且安全可靠的方式。

在我们这个近视眼患者甚多的国家，配戴眼镜（主要是近视眼镜）的人数有 7 亿左右，每年用于矫正视力的新眼镜大约有 2.5 亿副。

不论屈光矫正眼镜、防护眼镜、美容眼镜其他特种眼镜，不论框架眼镜还是隐形眼镜，眼镜在矫治、保护我们视力的同时，还修饰着我们的容貌，揭示着我们自己的审美特点。如果每一个配镜者都能得到一副精确配适的眼镜，相信镜前呈现的世界将不仅更加清亮透彻，而且美不胜收。也许 50 年后、100 年后，以配镜来弥补光的缺陷的实用效应将大大弱化，它的绚烂的一面将在我们眼前大放异彩，就象今天的人们，美食已渐渐成为一种享受，与"裹腹充饥"的功效已截然不同。

　　一个愉悦的过程，是从现代医学验光的进程中开始的。建议你的第一次验光，无论配不配眼镜，应该在医院完成，在眼科进行恰当的检查。你可能会问医院是享受的地方吗？当然。如果在健康没有受损之前，"上医治未病"，获得认真细致的检查，排除其他异常引起的视物模糊，在无创无不适的情况下避免潜在疾患的遗漏，当然是一种文明与科技进步的享受。而配镜，必须先接受验光。

　　现在，开始接受验光师的验光。只有明确眼的屈光状态，才能给予合适的镜片。成人以自然瞳孔接受主觉验光为多，经过眼科医生或验光师的反复插片，找到最佳的镜片度数。当医生让你坐在综合验光仪前时，他对你说"请"，他的意思是即将开始的不是医生和患者之间的对话，而是犹如家人或朋友之间的一个共同寻求"更清晰、更舒适、更持久"的配镜处方过程，这确实是一个亲切愉快的过程。

　　这一验光过程是以电脑验光或检影验光为初始的，观察每一步，对变化做出精细微调。如果你是第一次接受验光，做红绿平衡或双眼平衡时，你会觉得验光是一种有趣的经历，发现了你自己没有发现过的现象。

　　验光的结果出来了，现在由你与你的验光师决定是否需要配镜：你的需求是首要因素。低度近视者，裸眼视力大于或等于0.6、矫正视力达1.0或以上，实用远视力够的人，可不必配镜。如果裸眼视力0.6以下，看远时不能看清目标，或对远视力有较高要求，则需要配镜。低度远视者，原则一致。

　　如果是特别的情况，你尽可放心地让医生来帮助你。矫正视力不佳、有弱视可能者要根据具体情况配镜。中、高度远视或近视者，配戴合适的眼镜会改善日常学习、工作和生活所要的视觉质量。高度数时（大于 600 度）首次选配的眼镜不要求全部矫正，以耐受度数为宜，适应后再予以全矫。

散光矫正的原则是无症状的散光不配，有症状的散光既使度数较低也予试配。高度散光可先低配，适应后再调整。

当你有眼位、双眼平衡等方面的问题时，医生的建议是重要的。即使你渴望配镜后的视力达到 1.5 或更高，但请注意双眼的平衡和调节。许多情形下由于兼顾阅读等因素，配戴眼镜后视力不必达到 1.5。

现在需要试镜了，在实践中，准确的验光结果的确是配镜的前提条件。但试镜同样是重要的，睫状肌麻痹下的散瞳验光，通常也有待瞳孔恢复后再试镜。试镜过程中无不适者，可以考虑配镜。若有不适，需要适当调整之后再试戴。目的只有一个：所戴眼镜清晰明亮、轻松舒适。在试镜时，你可能会突然想起来老人曾经提到过水晶眼镜可以养目，你毫不犹豫地问了这个问题。但是医生会告诉你，这样的想法如果在唐朝没有人会说你不对，而现在的认知已经完善：水晶不能吸收紫外线和红外线，没有保护作用。

你在验光时的放松和信任会延续在试镜和配镜的时候吗？如果你能够信任，视光师会提供给你许多小贴士，而你会由衷觉得，配镜不仅是一件容易的事，还因此增加了很多知识。

你是选择戴框架眼镜还是隐形眼镜（角膜接触眼镜）呢？框架眼镜作为经典的光学矫正工具的地位始终未变，价廉方便。也有些人偏爱隐形眼镜，有职业、环境或美容的需要，或用于难以或不能接受框架眼镜矫正的一些屈光参差或散光、圆锥角膜等。

如何挑选眼镜架？原则是既要符合生理要求，又要符合审美需要。比如，你是国字型脸？通常可选用阔边大框架，这样看到的视野较广。

长脸者，不透明的有色镜架框可降低眉线，减消脸过长的感觉。框上部黑色但有透明框底边或无框底边的镜架，则会使脸显得更长。

短脸者，透明框底边、无框底边镜架或无框镜架可提高眉线，使脸显得匀称。

脸面窄小者，以细边小框的镜架为宜。

面色较黑者，偏灰黑色的镜架，可显得较为和谐。

面色较白者，以淡色或透明的镜架较为平和。

儿童鼻骨在发育中，一般以没有鼻垫的透明镜架较好，但高度远视眼者需厚的凸透镜镜片，这时带有鼻垫的镜架较适宜。

那么镜片呢？树脂镜片是目前最受欢迎的。树脂镜片优点是质轻舒适、不易碎裂、防雾、抗紫外线、色彩丰富等。有色镜片（如加入了氧化镍和氧化钴的棕茶色镜片）只适合做平光镜片或两眼屈光度相近的镜片。

若选择隐形眼镜，又该如何挑选呢？验配隐形眼镜是医疗行为，宜在医院进行。隐形眼镜的优点：消除三棱镜作用，消除斜向散光，减少双眼视网膜像差。隐形眼镜分硬性和软性两种。硬性镜透光好、牢度强。软性镜透氧好、柔软亲水，配戴易适应。高透氧的硬性镜适应症较宽。抛弃性软性隐形眼镜及高透氧硬性隐形眼镜是深受关注的，也越来越流行。

好了，现在你的视光师顾问配合你挑好了合适的眼镜。请来取框架眼镜的时候，需要复核眼镜处方和镜片质量，包括镜片度数、瞳距和光学中心等。镜片光学中心与瞳距必须基本一致。眼镜的倾斜度一般与额部成 10~15 度，有合适的镜 - 眼距离（12 毫米）。请注意瞳距是非常重要的，瞳距不符产生的三棱镜作用对于高度屈光不正将十分明显。

同样需要提醒的是，戴镜后仍要注意视觉保健，定期复查。特别是青少年，其屈光往往仍在变化中，至少半年复查1次是必要的。当然眼镜的保养也应重视，如镜架不能受压变形，镜片不能磨擦起毛，必要时更换眼镜。

你跟医生和验光师说再见了，你知道你的眼睛虽然暂时不是十分明亮，但是验光配镜后会透彻无比。更令人高兴的是，这个过程让你充分感受到光与色彩所具有的亲切的穿透力，那正是你梦寐以求的，你的美好视觉。

波前像差：一个眼光学状态的金字塔

什么是波前？就像一颗石子落在水中央

波前是物理学概念，译自英文 Wavefront。波前，以光的波动理论来阐述，引入眼科来阐述光学成像和屈光不正，是现代屈光矫正的必然理论要求。打一个比方：在平静的湖面上，我们扔进去一颗石子，石子落在水中央，波面荡漾。以石子为中心（点光源），不断扩散，波（光）在传播，波前是与涟漪扩开来前进的方向垂直的。

波前是光波连续的同相表面，波前与光线前进的方向相垂直。出现一个不清晰的像点时，说明光波的前进不是由一个理想的波前聚焦形成的。实际的波前与理想波前之间的偏差，称为波前像差或波阵面像差。

波前像差可以解释所有屈光不正吗？

波前像差可以解释所有屈光不正。过去我们以几何光学的原理来解释我们眼睛的成像。以光的波动理论来解释眼睛的成像可以更完备。

波前像差可以有图形演示吗？

从波前像差的演示图可以看出，这是一个巨大的金字塔，我们熟悉的近视、远视、散光，都只是露出水平面的一部分像差（图示见前彩页）。

近视属于波前像差的哪一级？

近视属于波前像差的低阶像差，是与远视、散光同一级别的。

波前像差的临床应用

在验光配镜时，部分患者视力达不到理想的效果，可借助波前像差仪辅助判断人眼视敏度，屈光度的变化，获得更佳的配镜效果。

波前像差联合准分子激光实现个性化切削，消除人眼像差，使近视矫正术后患者获得更好的视觉质量。

关于近视的基本概念

光线进入眼内要通过哪些屈光介质呢？

光线进入眼内要通过眼的屈光系统：角膜、房水、晶体、玻璃体。

眼睛会像照相机一样调焦点吗？眼的调节：比摄影对焦更灵巧！正视眼的远点在无限远处。看近的时候必须通过调节才能看清楚近物。人类看近时通过睫状肌的收缩，晶状体悬韧带松弛，晶状体的变凸和位置的轻微变化而实现调节。调节松弛时屈光力58.64D，在最大调节时可达70.57D。这主要依赖晶状体的调节作用（19.11D）。10岁时调节可达14D，50岁时只有2D。

近视分几类呢？

近视的分类方法很多。通常分为：轴性近视主要为眼球前后直径变长；屈光性近视包括曲率性近视（角膜晶体弯曲度过强）和屈光指数性近视（如晶状体屈光指数增加）。

近视按度数分类是怎样的呢？

这是普通大众最熟悉的分类方法：按近视程度：轻度近视 -3.00D 以下；中度近视 -6.00D~-3.00；高度近视 -6.00D 以上。从是否造成视网膜病理性改变可分为单纯性近视和病理性近视。

近视与近视眼只是表达上的区别吗？

近视与近视眼的概念是不同的。近视是指屈光状态，可以是静态的，也可以是动态的，在正常眼也可以出现暂时性的近视现象。近视眼是疾病名称。在病理性近视眼中，可包含 3 种变化：1. 近视状态；2. 眼底有病理性改变；3. 视功能因为病理性改变而受损。

可能因调节出现近视吗？

近视的定义是当调节放松时，平行光经过眼球屈光系统，聚焦在视网膜前。调节性近视准确地说是一种近视的状态。调节性近视在药物作用下可以恢复。过去将调节性近视和所谓的"假性近视"混在一起的，误以为放松调节可以防治所有近视。

近视是可以预测的吗？

在一定程度上，近视是可以预测的。复旦大学研制过近视预测系统，将所有高危因子比如早产、低出生体重、父母近视、眼轴与年龄比、角膜陡平状态、用眼时间等因素进行综合分析。目前结合人工智能算法，可以纳入更多因变量，提高近视预测准确性，但所有预测系统与方法都需要继续研究和改进，因为还有很多造成近视的因素和机理尚待发现。

近视为什么多在青少年期出现？

人类的眼睛是从远视（出生时的状态）逐渐向正视（8~12岁左右的状态）发育的正常过程，我们称为正视化过程。如果这一进程过度或过快，就是朝向近视状态发展了。有研究指出，生长激素的分泌与近视的发生、发展关系密切，儿童青少年处于全身快速发育期，生长激素分泌旺盛，加上遗传、环境、用眼习惯等，近视就容易出现。

近视者为什么要检测眼压呢？

对于进行性不断发展的近视，确实需要重视眼轴检测的同时来检测眼压。因为近视与青光眼可存在一定相关性。高度近视可伴发开角型青光眼。

近视早期的表现是什么？

最显著的表现是远视力下降，可能会出现眯眼视物、侧头看电视等表现。由于调节或集合不协调可造成视力疲劳。

怎样有效发现近视？

《2022年近视管理白皮书》指出，根据不同年龄段正常儿童眼球与视觉发育特点，建议0~6岁儿童定期进行眼保健和视力检查。其中，新生儿期 2 次，分别在新生儿家庭访视和满月健康管理时；婴儿期分别在 3、6、8、12 月龄时；1~3 岁幼儿期分别在 18、24、30、36 月龄时；学龄前期分别在 4、5、6 岁时。对于多数学龄期孩子，提倡 4~6 个月检查 1 次眼睛，检查内容包括医学验光、眼轴与角膜曲率测量，以监测孩子是否近视。

近视可以预防吗？

近视的预防包括：良好用眼习惯、环境配置、定期检查视力、眼和全身体质等。目前为止，具有一定科学论证并行之有效的预防方法是日间的户外活动。

近视为什么还会有斜视呢？

因为近视且不戴眼镜的状态下会发生调节与集合不平衡，可导致斜视，最常见的是外斜视。双眼近视度数差别大的也容易出现外斜视。因此出现近视还是应该戴眼镜的。部分超高度近视也可以有内斜视。

近视眼的病因是什么？

正如其他许多疾病被证实是基因决定的一样，近视与遗传有很大的关系。高度近视多为常染色体隐性遗传，中低度近视常为多基因遗传。在近视的发展过程中，外因环境起着重要的作用：如全身健康状况、生活环境、个人习惯、长期从事近距离用眼工作等，均可助长近视程度的加深。

近视眼的眼球会发生改变吗？

轻中度近视眼轴会轻度延长。高度近视眼特别是超高度近视眼，会出现眼底改变，如近视弧形斑、豹纹状眼底、黄斑病变、萎缩斑Fuchs斑、巩膜后葡萄肿、周边视网膜格样变性、视网膜囊样变性、视网膜裂孔、视网膜脱离、玻璃体液化、玻璃体混浊、玻璃体后脱离等。

近视眼的眼底改变会影响视力吗？

非常幸运的是，有眼底改变的近视只是近视中的一小部分，而这部分近视眼中的更小一部分患者，其眼底改变会影响最佳矫正视力，主要取决于黄斑受累的程度。大多数眼底改变位于周边，尚未累及黄斑，患者一般视力不受影响。近视患者，尤其是高度近视患者的眼底检查是很重要的，当发现周边视网膜裂孔时，需进行视网膜激光光凝术以封闭视网膜裂孔，避免病情进展，若出现视网膜脱离，累及黄斑区时会显著影响视力，需进行视网膜复位手术。

近视者的近视力通常是正常的，这可以认为其视力没有受损吗？

近视力的原理与远视力是一致的。其考察的是动态视力。实际上，我们通常所检测的视力表视力只是对比敏感度 CSF 曲线上的一点，并没有全面反映出视力状况。应用对比敏感度测试，就可以考察明亮对比变化下，视觉系统对不同空间频率的正弦光栅视表的识别能力。高度近视特别是超高度近视者，其视觉功能还是受到影响的。

高度近视有哪些不同称呼？

高度近视只是一个以度数划分的概念。当我们说病理性近视眼时，则指向眼底出现了视网膜变性、裂孔等病理变化。当我们说进行性近视时，是指向另一个特点：不断加深。也有"恶性近视"的说法，这是相对于通常不对视觉功能造成损害的"良性"近视而言。并非所有高度近视都会发展成病理性近视，病理性近视亦偶见于非高度近视眼，所以两者有密切相关，亦有所不同。

高度近视有特别发生机制吗？

高度近视发病机制目前尚不清楚，较为复杂。目前比较倾向的观点是：近视是遗传和环境共同作用的结果。遗传方式有多种方式，常染色体隐性遗传、常染色体显性遗传及 X- 性连锁遗传均有，且具有高度遗传异质性，目前仅 20% 左右的高度近视患者已发现明确的遗传基因，大多数的高度近视的遗传基因和遗传方式有待进一步研究。遗传对近视的影响尚不能干预，目前对近视防控的手段主要是对环境因素影响的干预，比如增加户外活动、减少近距离用眼。

高度近视眼轴延长是怎么回事？

高度近视的眼轴延长在于巩膜延长，主要是后部巩膜变长且变薄。可能在于机械或生物学的原因。这也与视网膜脉络膜循环障碍相关。

医生说的"豹纹状眼底"，可怕吗？

高度近视出现豹纹状眼底不可怕，这是由于脉络膜弥漫性萎缩，毛细血管层及中血管层血管减少或消失，橘红色大血管层血管暴露，使得眼底呈豹皮样子。

被医生检查出近视弧，是怎么啦？

对于高度近视的患者来说，近视弧是很普遍的，不需要担心。高度近视眼球壁后部向后凸出，视神经可斜向出去。视乳头颞侧成显著的竖或斜向椭圆形，可有新月形斑，称为近视弧。近视弧内侧白色，为巩膜暴露，外侧为浅棕色，为脉络膜暴露，近视弧外侧境界清楚，往往与后极部萎缩区相连。360° 近视弧为视乳头周围脉络膜视网膜萎缩。

高度近视黄斑出血可以避免吗？

高度近视的黄斑出血为脉络膜（新生血管或无新生血管）的出血。暗红色，一般为圆形、大小及数量不定。多见于黄斑或其附近视网膜血管下方。同一位置反复出血，可使色素增生而导致 Fuchs 斑形成。目前还没有可以预防黄斑出血的有效方法。需要造影、眼底 OCT 或 OCTA 等检查结果决定以何种方案处理。

在近视术前检查中发现了后极部萎缩斑及漆裂样纹，会影响术后效果吗？

高度近视在后极部出现圆形或地图状、孤立或融合成大片的脉络膜视网膜萎缩斑是常见的。大片萎缩斑可与视乳头周围萎缩连接，成为包括视乳头和黄斑在内的巨大萎缩区。也可见到分枝状或网状的白色或黄白色线条，与眼底血管样线条相似，宽窄不一，边缘不整齐或呈锯齿状，即漆裂样纹损害。一般情况下，不太影响术后视力的提高，因为对视力是否有影响的决定因素主要在于黄斑功能。

高度近视有哪些黄斑问题？

高度近视可出现黄斑囊样变性、黄斑劈裂、黄斑前膜与黄斑裂孔。也可发生黄斑裂孔源性的视网膜脱离。

高度近视的后葡萄肿是眼球延长的结果吗？

是的。高度近视的后葡萄肿是眼球延长的结果。眼球后段巩膜过度延伸，后极部可发生局限性扩张，形成后葡萄肿。后葡萄肿底部与其边沿部的屈光度相差大，这种屈光度的差异，也帮助诊断后葡萄肿。

高度近视周边部视网膜变性对矫正手术有影响吗？

高度近视周边部视网膜变性可以是囊样或格样变性。常见于锯齿缘附近，充分扩瞳后双目间接检眼镜、前置镜或三面镜检查较易发现。囊样变性呈圆形或类圆形红色。在视网膜灰白色萎缩病灶的背景衬托下，境界清楚。萎缩性病灶周围，还有交叉成网状由视网膜末梢小血管白线化形成的白色线条，称为格子样变性。囊样变性破裂，形成视网膜裂孔。我们做过回顾统计，在近视矫正术前的检查中，文献报道周边部视网膜裂孔的比例是 2%~11%，我们发现的比例是 8.65%（832 眼中）。当发现视网膜裂孔时，可以做视网膜激光光凝封闭裂孔及格变区，以免发生视网膜脱离。

高度近视的飞蚊征怎么解决？

高度近视者可出现玻璃体液化混浊。玻璃体凝胶体解聚液化，部分浓缩成灰白色膜样或条索状混浊，漂浮于玻璃体腔内，可引起玻璃体后脱离。单纯为玻璃体液化混浊的，随访观察即可。如果伴有视网膜裂孔，需要局部视网膜光凝术封闭裂孔；如果伴有视网膜脱离，或混浊原因为出血等，就需要手术处理等。

验光配镜

近视一定要医学验光吗？

是的，需要医学验光。医学验光是一个检测屈光度、双眼视觉平衡、眼位、调节、集合等视功能的综合手段，无论在诊断、治疗包括配镜方面，都是必不可少的。

电脑验光等同医学验光吗？

电脑验光不能等同于医学验光。它是医学验光的一个初始环节。电脑验光快捷可靠，可作为后续医学验光的参考。与电脑验光不同，在医学验光中，还必须对双眼的平衡与精细反应做出修饰调整。

验光一定要散瞳孔吗？

要视具体患者而定。医学验光可以提供一个自然、主觉的验光模式。对于有弱视、斜视、高度远视或其他特殊最佳矫正视力不良的人，可以采取扩瞳验光（扩瞳验光也是通俗的说法，实际上是睫状肌麻痹调节放松后的验光）。此外，6 岁以下儿童的首次验光建议扩瞳孔验光，需要采用睫状肌麻痹剂（包括 0.5% 托吡卡胺滴眼液、复方托吡卡胺滴眼液、1% 阿托品滴眼液等）充分麻痹睫状肌，得出正确的屈光度数。

扩瞳验光对眼睛有伤害吗？

没有。有些患者及其亲属一听说扩瞳验光即顾虑重重，这是完全没有必要的。扩瞳药滴入眼后只是暂时阻断睫状肌的神经支配，就像在拔牙或缝合伤口时需用麻醉药阻断痛感一样，扩瞳药物作用消失后一切又会恢复正常，所以扩瞳药对眼睛无持久的不良影响。但由于眼调节功能暂时消失，可能出现短暂的视近物不清、畏光等感觉，快速扩瞳药物例如0.5%托吡卡胺滴眼液、复方托吡卡胺滴眼液的药物作用一般在6~8小时后消失，视觉恢复至正常。

扩瞳验光有什么帮助？

人的眼睛有十分强的调节能力，使远近不同的物像能不前不后正好落在视网膜上，这种调节力是由眼内的睫状肌收缩与松弛和晶状体固有的弹性两个因素密切配合而实现的。人眼的这种调节力，使我们能够清楚地看到眼前美好的世界。

但在验光时，调节会影响验光的准确性。尤其是儿童及青少年，眼的调节力非常强，直接验光结果可能不够准确，此时就需要使用睫状肌麻痹剂，也就是所说的散瞳剂进行散瞳。使睫状肌暂时麻痹，瞳孔散大，调节功能暂时减退，从而获得准确的屈光度。对于一些儿童，其视力不好往往是由于调节过强也就是假性近视所致，若直接验光则会由于调节无法完全放松而被误认为是近视，如此配镜反而会导致过度矫正从而影响这些儿童的屈光发育及视觉质量。

有无不适合扩瞳验光的人？

对于闭角青光眼患者来说，扩瞳验光是有禁忌的。扩瞳必须由医生检查眼前段后决定。

扩瞳的时间是否持续很长？

目前的常用扩瞳剂除1%浓度阿托品凝胶外，作用时间都较短，比如复方托吡卡胺滴眼液或托吡卡胺。通常其扩大瞳孔的时间在 6~8 小时之内，因此不会由于近用视力的问题影响学习和工作。1% 阿托品凝胶的作用时间可持续 3~4 周左右。

近视的治疗总则是什么？

近视的治疗总则是：1. 医学验光配镜；2. 成年人近视稳定，可通过手术矫正。

近视应该配何种眼镜呢？

近视应该配凹透镜矫正，并根据医学验光的处方配镜。

选择框架镜时要考虑哪些方面？

框架镜是实用方便的选择，结合镜架的设计还可以呈现戴镜者的审美和个性特点。需要注意：对眼睛的适合与否是最重要的考核指标，光学要求是第一位的。矫正近视的框架镜的品质来自光学性能，即度数是否正确、瞳距是否符合要求、瞳高是否合适。当然，镜架外在指标与每人的脸、眼、气质等的配适度，镜片材质与工艺、附加装饰等，也是需要衡量的。

眼镜脱脱戴戴好还是不好？

戴镜是解决两个问题：1. 看远的实际需求；2. 维护眼睛视觉功能的需要。如果没有隐性斜视、视觉疲劳等问题，那么就取决于看远的实际需求。轻度近视也就是 -3D 以下的，是可以脱脱戴戴的，看远戴镜，看近可以不戴。中高度近视者正常近用距离下阅读也是欠清楚的，看远戴，看近也要戴。如果已经有隐斜等情况，建议看远看近都戴。

眼镜"越戴越深"有道理吗？

这是以讹传讹的说法。那些近视不断加深的人，主要是由于遗传或其他用眼习惯等原因。在医学验光情况下正确的戴镜矫正，并不会加快或加深近视。

戴镜后如果有不适该怎么办？

在开医学验光的处方时，通常试戴镜的时间已经足够，并已经能够判别戴镜者是否出现不适。不在预期中的任何不适，有必要立刻停戴，并对眼镜作检测，对验光作复核，重新试镜。只有极少数人在每一环节都正确的情况下仍出现不适，这种情况有两种选择：继续试戴3~7天，或者放弃戴框架镜。

任何人都可以配戴隐形眼镜吗？

隐形眼镜也叫作接触镜。目前市面上应用较多的是角膜接触镜。角膜接触镜具有放大率较小和视野大的优点，而且当前的接触镜越来越安全舒适，已不仅仅是作为框架眼镜的补充，而是具有独立的验配意义。角膜接触镜可以覆盖框架眼镜无法良好矫正的一些情况，例如屈光参差、高度屈光不正、复杂散光。特殊的角膜接触镜还具有其他功能，例如角膜塑形镜、多焦软镜对合适的青少年儿童具有近视防控的作用。目前还有逐步开展应用的巩膜镜，可以应对一些框架眼镜、角膜接触镜均难以验配的情况，或对一些角膜疾病起到治疗作用。

哪些人不建议戴角膜接触镜？

急慢性眼表炎症的患者，不论是角膜炎、结膜炎还是睑缘炎，都是不建议戴角膜接触镜。但是如大泡性角膜病变等，在医生指导下可用角膜接触镜，属于眼病治疗范畴。缺乏良好依从性的患者，建议以不戴接触镜为好。

角膜接触镜会有并发症吗？

角膜接触镜的不当配戴会产生一些并发症，如角膜感染、角膜磨损、角膜斑翳、角膜新生血管等情况。在医生指导下评估配适、规范配戴护理和定期复查可以保证戴镜的安全性。

能将角膜接触镜护理液用作眼药水吗？

不可以。目前角膜接触镜尤其硬性角膜接触镜的护理系统产品很多样，清洗、保存镜片的通常称为护理液，戴镜、摘镜前使用来增加润滑程度的为润滑液，此外还有定期去除蛋白的护理液、双氧水护理系统等。根据产品的不同，有的护理液是绝不可以入眼的、有的可以入眼，但也不建议作为眼药水使用，因为其既无药理作用，也可能含有一些防腐剂成分，不适合长期滴眼使用。

OK 镜真的可以控制近视吗？

OK（Orthokeratology）镜又叫做角膜塑形镜，是一种夜戴的硬性高透氧性隐形眼镜。夜间配戴 OK 镜可以暂时性矫正或部分矫正患者的屈光度数，甚至达到白天完全脱镜的效果；对于儿童青少年的进展性近视，OK 镜可以起到一定的近视控制作用，在各类研究中均有证实，OK 镜可延缓 30%~60% 近视发展，但 OK 镜的近视控制效果具有个体差异性，需要在临床医生的指导下进行配戴和随访观察。

多焦软镜是什么？和 OK 镜有什么区别？

目前市面上的多焦软镜也叫做同心双焦软镜，是一种特殊的日戴软镜，其离焦设计具有一定的近视控制作用，与 OK 镜的原理类似，在研究中可延缓 20%~70% 近视进展。多焦软镜是日戴镜片，其近视控制作用在实际中更受患者戴镜依从性影响，也具有一定的个体差异性。多焦软镜和 OK 镜的近视控制效力在研究数据中没有太大的差异。多焦软镜是白天配戴，一天一抛，不需要清洗、去蛋白等，在护理方面更加方便。但配戴软镜时不可以游泳，需要摘下镜片。多焦软镜的验配、随访均需要在临床医生评估下进行。

新型光学镜片延缓近视进展的原理是什么？

目前常用的控制近视的新型光学镜片主要是基于周边视网膜离焦的原理来延缓近视进展。不同于单焦点镜片，新型功能性光学镜片是一种特殊设计的多焦点镜片，通过特定的周边离焦光学设计，使得光线进入眼睛后落在周边视网膜前方，从而延缓眼轴的延长。目前常用的功能性镜片，均是通过大量的周边微透镜设计来实现这一目的。

新型光学镜片控制近视的效果如何？

目前临床常用的新型光学镜片，均经过了前期的临床研究证明了其对于儿童青少年近视控制的有效性。配戴某品牌新型光学镜片的患者 2 年内延缓近视加深的约 51%~55%，且对于每天配戴时长超过 12 小时的孩子，其近视控制可高达 60%~67%。另一品牌的镜片经过了 2 年的观察，发现其可延缓近视加深约 59%~60%。因此，对于近视进展中的儿童青少年来说，相比简单验配一款普通单焦框架眼镜，家长们无论选择哪一种周边离焦镜片，都可帮助孩子有效控制近视进展，但也存在个体差异。

新型光学镜片的使用注意事项有哪些？

新型光学镜片整体的度数范围较广，适应人群较多，但家长们仍需至专业的眼科机构进行检查和验配，做准确的验光，获取孩子个性化屈光及眼球发育状态，经由经验丰富的眼科医生诊断定制近视防控方案。建议足矫配镜以达到更好的近视控制效果，同时因为镜片上有特殊的光学设计，对于瞳高瞳距、框架大小、鼻托等均有特定的要求，才能使得镜片位于稳定且恰当的位置，此外对于配戴时长也有特定的要求。需注意的是，无论配戴哪种镜片，定期随访都很重要！

药物治疗

阿托品滴眼液对眼睛的作用？

阿托品是一种毒蕈碱乙酰胆碱受体的非选择性竞争性拮抗剂，利用其阻断瞳孔括约肌及睫状肌上的乙酰胆碱受体造成瞳孔扩大及调节麻痹的作用，临床上常将其用作儿童验光及眼底检查的扩瞳药物和虹膜睫状体炎的治疗药物。早在1900年，阿托品便已经被尝试用来控制近视，近年来低浓度的阿托品滴眼液作为一种延缓近视治疗手段愈加受到医生及研究者的关注。尽管阿托品滴眼液是经循证医学验证能有效延缓近视进展的药物，其具体的机制仍不甚明确，需要进一步研究证实。

什么情况下要使用阿托品滴眼液？

阿托品滴眼液对不同个体的控制效果具有异质性，且用药过程中可能发生不同程度的不良反应，故阿托品滴眼液不是控制近视的"神药"。主要适应证有：年龄为 4 岁至青春期，近视且等效球镜度年增长量达到或超过 0.50D，或眼轴长度年增长量超过 0.3mm，用药依从性好，能定期复查用药反应及近视控制情况的患者。

延缓近视阿托品滴眼液的浓度要如何选择？

一项对 0.01%、0.02%、0.025%、0.05%、0.1%、0.25%、0.5% 和 1% 共 8 种浓度的阿托品滴眼液近视控制效果的分析提示，阿托品滴眼液控制近视进展的效果与浓度总体上呈正相关，但并非完全平行对应，如 1%、0.5% 和 0.05% 三种浓度的疗效位列前三。考虑到用药不良反应亦随阿托品浓度的增加而增加，且 0.01% 浓度的阿托品滴眼液其有效性和安全性具有更多的临床研究和真实世界数据支持，符合适应证的儿童青少年可先使用 0.01% 阿托品滴眼液，在规律随访判定应答不佳或无应答的情况下，酌情考虑提高阿托品滴眼液的浓度，并严密观察用药后的有效性及安全性。儿童青少年需要在医生的指导及医嘱处方下使用阿托品来延缓近视进展。

近视手术

近视手术的金标准是什么？

近视手术的临床评估标准：安全性、有效性、预测性、稳定性。其综合风险效益比是深入考察的医学社会学和伦理学的标准。

激光术后 1.0 等同于良好的视觉质量吗?

1.0 视力等于理想视觉是一个错觉。患者激光术后通常只注意对视力表的辨别能力,也就是裸眼视力是否达到 1.0。事实上,视力表时视力的 1.0,是对比度最佳情形下的分辨,衡量的是看清黑白 E 字的能力。对比敏感度的测定才可以鉴别视觉质量的好坏。如果对比敏感度下降,夜间作业就会受影响,比如夜间开车、行走,可能出现障碍。1.0 视力同样没有描述眩光等异常,不能等同于好的视觉质量。

近视手术有哪几种?

近视手术主要包括:1. 角膜屈光手术:板层手术包括全飞秒 SMILE、飞秒激光制瓣 FS-LASIK、LASIK 等,以及表层手术 LASEK、Trans-PRK、Epi-LASIK、PRK 等,是成熟手术的创新应用和技术改进以及多样化尝试。2. 晶状体性屈光手术:透明晶状体联合 IOL、有晶状体眼人工晶状体植入术 ICL 等。眼内镜片植入在高度近视、超高度近视病例中具有较大应用价值。

什么是准分子激光手术?

准分子激光是一种远紫外激光,波长 193 纳米。从准分子激光发出脉冲能把角膜组织的分子键打开,其准确度以微米计,而且不带来任何热损伤。准分子激光的穿透率为零,因此也不会损伤角膜的深层以后的组织结构。准分子激光应用到角膜来矫正屈光不正,主要是利用准分子激光能够精确切削组织的特性,用激光束重塑角膜前表面曲率达到矫正近视,几十年来历经不断的改进和提高,已成为主流手术之一。在治疗前将近视度数等参数输入计算机,由计算机来控制切削的深度和光学区大小，激光器发出一系列的激光脉冲扫描到角膜上，每个脉冲切除一薄层中心角膜组织，多个脉冲照射到角膜组织上以后，使角膜曲率变平，相当于做一个透镜，平行光线能够重新聚焦于视网膜上，获得清晰视力。它最为突出的优点是高效率：手术过程简洁，激光扫描射仅几十秒钟就可完成，术后恢复非常快，1~2天就可以恢复正常的学习、生活和工作。

谁是准分子激光手术最适合的受益者？

准分子激光手术的适应证是：年龄18周岁及以上具有摘眼镜要求、心理健康者；近两年屈光度相对稳定；屈光度在下列范围：近视1200度以内；远视600度以下；散光600度以下。角膜厚度大于450微米。角膜地形图指标和眼压指标无异常。当然，还要眼部综合检查评估后排除手术禁忌证如圆锥角膜、青光眼、虹膜炎、眼底出血、视网膜脱离等，而且无糖尿病、免疫性疾病、胶原疾病如瘢痕体质等全身性疾病。

哪些人不适合准分子激光手术？

心理不健康者不适合准分子激光手术。全身疾患如糖尿病、免疫性疾病、胶原疾病如瘢痕体质等也不适合。眼部疾患包括：眼部患有活动性炎症病变如结膜炎、角膜炎和慢性泪囊炎等；患有圆锥角膜、青光眼、干眼症等均是不适合手术的。孕妇和哺乳期间的妇女也要推后进行手术。

年龄18岁以下的患者除非有特殊的情况，需写手术申请并符合手术指征。

准分子激光的总体安全性好吗？

总体上非常安全，严重并发症即威胁视力的比例在 0.6% 以下。国际上来看，美国食品和药物管理局（FDA）批准准分子激光矫正近视、远视、散光以来，准分子激光手术量已堪比白内障的手术量，并发症的报告较少。手术风险低来自对质量的严格把关和规范的操作，取决于医生、设备和患者的配合。

准分子激光能立刻获得预期视力吗？

对于大多数 LASIK、LASEK、Epi-LASIK 而言，手术完成的即刻就可以获得 80% 左右的有效视力。特别是 LASIK，术后 4~6 小时以上基本能清楚视物。第二天可以正常学习工作和生活。LASEK 在术后要配戴保护性角膜接触镜，5~7 天上皮愈合后取镜，早期视力会有短暂波动。

术后视力一定是 1.0 以上吗？这不是绝对的。术前屈光度和角膜厚度、术前最佳矫正视力是决定术后视力的关键。同时，其他各种因素也会对术后视力有影响。患者的术后视力还受到所配置的仪器设备、医生技术和经验积累、手术顺利与否、术后愈合情况等影响。

近视眼都适合做准分子激光手术吗？

当然不是。宏观上而言，不是所有近视都适合做手术，也不是所有近视都需要做手术。更不要说年龄有制约、屈光度的矫正有范畴等，严格掌握适应证才能保证手术的成功。

我国的国情下，每年都有很大一部分人因为参军、升学、工作等，做近视眼手术。这部分人是因为要过体检关来做手术，也就是说，把体检作为最主要的手术目的。社会需求与医学要求不完全一致的情况下，更要严格把关。

什么是飞秒激光手术？

飞秒（femtosecond），是衡量时间长短的一种计量单位，相当于1/1000万亿秒。飞秒激光是人类在实验室条件下所能获得最短脉冲的技术手段。飞秒激光的特点：1.持续的时间极其短。2.具有非常高的瞬时功率，可以达到百万亿瓦。3.可聚焦到比头发的直径还要小的空间区域内。

飞秒激光用于眼科手术具有高度的精确性和定位性。飞秒激光手术，分为全飞秒手术和半飞秒手术。全飞秒手术包含飞秒激光小切口透镜取出术（small incision lenticule extraction, SMILE）以及飞秒激光基质透镜切除术（femto-second lenticule extraction, FLEx）。两者均根据患者近视和散光度数通过飞秒激光在角膜基质层切削相应的角膜基质透镜，以矫正屈光不正。半飞秒手术是指使用飞秒激光进行角膜瓣制作，之后再使用准分子激光进行基质切削的飞秒制瓣准分子激光手术（FS-LASIK）；飞秒激光制作的角膜瓣更加平整精确。其中，SMILE和FS-LASIK也已成为角膜屈光手术的主流手术。

近视矫正了还有后患吗？

严格地说，激光手术所矫正的只是屈光度数，是与戴镜一样的，远用视力提高了。但是近视的固有特性没有改变，特别是高度近视者，原有的眼底改变仍然存在，视网膜变性、裂孔、脱离、黄斑出血等风险仍然高于正常人，必须定期随访，发现问题要及时治疗。术后的这些异常与手术本身并无明确的对应关系，术后仍要注意眼的保健和保护，就像没做手术的近视者，也应避免超负荷的精细用眼工作，包括过度阅读、过度看电视、超长时间的电脑作业等。

另一方面，屈光手术减少或矫正度数，从而减少或消除患者对眼镜的依赖，并非从此再也不需配戴眼镜了。部分患者，尤其是高度近视患者在术后仍然存在屈光度数反弹、近视度数再进展的概率，有的可能还需再次配戴眼镜；40岁以上患者，可能需配戴老花眼镜，或者手术方案做保留度数、单眼视设计。

渐行渐远 PRK

PRK曾经风靡一时，其手术过程非常简捷：先将角膜上皮去除，可以用化学或机械的方法，甚至就用准分子激光直接去除上皮，然后对角膜进行预设的激光切削。手术优点是既安全可靠又操作简单。缺点是术后患者有明显疼痛感、视力恢复较慢、出现角膜上皮下混浊风险，需长期使用激素，同时，术后屈光度有部分回退的风险。在治疗范畴上，以矫正中、低度近视为好。由于缺少角膜上皮屏障、有效视力恢复慢，在LASIK出来后便渐行渐远，在低度近视中的优势也被LASEK取代。

传统经典 LASIK

LASIK曾经是国际上广泛开展的准分子激光近视矫正手术，稳定可靠。用特殊的微型角膜刀制作角膜基质瓣，保留上皮层和前弹力层，激光切削深层角膜基质，再将角膜瓣复位。优点是术后患者无明显疼痛和有效视力恢复快，这是受现代节奏下的人们所欢迎的特点。它也没有角膜上皮下混浊和长期用激素眼药的后顾之忧。但是，它需精细的手术器械，对医生的手术技巧也有一定要求，最关键的顾虑是：

可能产生一些瓣相关并发症，瓣的异常甚至会威胁视力，远期角膜瓣风险也相对其他激光术式大。随着飞秒激光的引入，传统机械刀制瓣LASIK 手术已逐渐被飞秒 FS-LASIK 所替代。

自然微创 LASEK

LASEK 用 20% 酒精浸润角膜上皮后制作上皮瓣，翻卷上皮瓣后进行激光切削，再将完整的上皮瓣复位。其优点来自于对角膜上皮屏障的保留：更好地符合了病理生理学的层次和恢复，安全微创，完整的角膜上皮瓣保护角膜，减轻了术后反应及上皮下混浊的形成，疼痛感轻微甚至无痛，有效视力可以较快获得；另一关键是避免了 LASIK 对角膜的深层切开，避免了角膜基质瓣相关并发症。LASEK 适合低度近视、中度近视和一部分高度近视，对于角膜厚度相对较薄的高度近视，也是一种可选择的方案。其缺点是部分患者不能完全杜绝术后有疼痛（较 PRK 轻）、视力恢复较 LASIK 慢、激素用药时间仍较长、角膜上皮下雾状混浊（Haze）、不能完全避免。该手术尽管仍有些缺点，但由于自然微创，仍是主流术式之一。

精进表层 Epi-LASIK

与 LASEK 用 20% 酒精浸润角膜上皮后制作上皮瓣不同，Epi-LASIK 是应用特殊的微型角膜上皮刀制作角膜上皮瓣，上皮的基底膜的完整和连续性可控制，因此复制 LASEK 所有优点：完整的角膜上皮瓣保护，安全微创，术后反应及上皮下混浊的形成大大减轻，轻度疼痛甚至无痛，有效视力获得较快。适合低度近视、中度近视和部分高度近视，对于角膜厚度相对较薄的高度近视，也是一个很好的方案。其缺点也类似 LASEK 如视力恢复较 LASIK 慢、Haze 不能完全避免（也较 PRK 轻）等。

精准安全 FS-LASIK

FS-LASIK 和传统 LASIK 所不同的是，使用飞秒激光制作角膜瓣，再应用准分子激光进行组织消融，以去掉一层凸透镜形状的角膜基质组织，达到矫正近视的目的。因为用飞秒激光替代了传统角膜机械刀来制作角膜瓣，从而有效避免了机械刀制作角膜瓣过程中所产生的一系列瓣并发症如碎瓣、游离瓣、卡刀、不完全瓣等情况，使手术过程更安全。整个过程完全由激光来完成，更加精准且安全可控。

近视矫正范围为 -12.00D 至 -0.50D，散光矫正范围为 0.00D 至 6.00D。角膜中央厚度必须在 480 微米及以上；经过激光切削后所剩基质床厚度需大于 280 微米，建议大于 300 微米。半飞秒手术治疗同样的屈光度，切削的角膜组织比全飞秒更少，也就是更节省角膜组织，因此有些角膜厚度较薄、不适合全飞秒手术的患者，可以考虑半飞秒手术。但半飞秒切口较大，术后干眼的发生率相对要高，且术后有回退概率。此外，半飞秒术后有角膜瓣，在严重外伤或剧烈冲撞的情况下，角膜瓣可能会受到损伤甚至脱落，造成视力损害。FS-LASIK 术后患者仍要警惕避免眼部外伤。

个性切削 Topo-LASIK

Topo-LASIK 即地形图引导的飞秒制瓣准分子激光手术（topography-guided LASIK），是一种个性化半飞秒手术。如同指纹，每个人的角膜都具有其独特性，形态和纹理都不尽相同，称之为"角膜地形"，每个人的角膜都拥有自己的"地形"。个性化切削通过角膜地形图检查获取患者角膜的形态数据，使得术前能通过数据系统设计一个全新、理想的角膜形态切削模型，并在术中引导激光，根据模型进行个性化切削，从而有效消除个体影响视力的低阶像差和影响视觉质量的高阶像差，显著提升夜间视力和视觉质量。Topo-LASIK 不仅适用于二次手术修复的患者，对于一些初次手术患者，如地形图较为异常，或不规则散光、大散光、超高度近视等，也有很好的效果。

微创舒适 SMILE

全飞秒 SMILE 手术原理是使用飞秒激光在角膜基质内部切削出一个透镜，并在角膜周边部制作一个 2 毫米的小切口，通过切口将角膜基质透镜分离取出达到矫正近视散光的目的。全飞秒适合的近视度数范围为 -10.00D 至 -1.00D，散光度数 ≤ 5.00D，并且一般要求剩余角膜厚度 >250 微米，建议 280 微米以上。

全飞秒手术切口小，对眼表和角膜神经损伤相对较小，术后干眼发生率较低。并且全飞秒术后避免了角膜瓣并发症风险，适合消防员、极限运动爱好者等冲撞风险高的人群。全飞秒激光术后恢复快，不适症状轻，术后 4~6 小时基本能看清，但部分患者早期会有轻微雾状感，需要一定时间恢复。

激光治疗近视是否会回退？

由于过去 RK 的影响，曾有以讹传讹的说法：激光术后数年内近视度数会反弹复原。事实上，激光治疗近视效果总体是非常稳定的。因为角膜上皮会增生，理论上可能出现回退现象，但低度中度近视的回退量基本都是可以控制的，对远用视力不会造成明显影响。对于高度近视患者，术后基本上也可以控制回退波动的量。个别患者出现较大回退时需再戴眼镜，与个体差异如本身体质、近视度数高、角膜曲率平坦和术后用药等相关。

近视矫正术前需要检查哪些指标？

术前检查是眼前后段的全面检查和评估，裂隙灯眼前节检查和扩瞳眼底检查是必须的。其他还包括以下的指标：1.裸眼远/近视力、矫正视力；2.医学验光；3.角膜地形图、角膜测厚；4.眼压；5.瞳孔；6.波前像差；7.对比敏感度；8.干眼相关检测；9.眼轴、前房深度；10.主眼检测；11.视功能等。

角膜激光手术围手术期，术前的注意事项有哪些？

角膜激光手术是在角膜上进行的，术前需停戴软性隐形眼镜1周，美瞳软性隐形眼镜停戴2周。硬性隐形眼镜RGP停戴4周，角膜塑形镜停戴3月或以上。

术前1~3天需滴抗生素眼药水。医生若有特别医嘱，比如应用人工泪液，应该按嘱进行。应掌握正确的滴眼药方法：洁净双手，取仰卧或坐位，头稍后仰，睁开双眼以一手食指轻轻固定下眼睑于眼眶下缘，注意不要压迫眼球。另一手持眼药水瓶距眼约2厘米高处垂直向下滴1滴眼药进入下穹窿，注意不能碰到睫毛，不宜直接滴在角膜上。松开下眼睑，闭目休息，但不可用力闭/挤眼。

若滴用两种以上眼药水，不同的眼药水应交替点滴，每次间隔10分钟以上。

注视训练，方法：平坐或平躺在床上，举右手食指位于右眼前一尺处，左手遮盖左眼，右眼注视指尖30秒不动、不眨眼。

术前宜做好个人卫生，包括洗头、洗澡、剪指甲等。手术当天不能使用化妆品和香水。若有假睫毛应该提前卸掉。

术前进食约六成饱即可，进食易消化食物为佳，最好不要空腹。

手术当日有任何身体不适（包括感冒），请务必告知医生。眼部若有眼痛、眼红、分泌物增多、眼痒等症状也需及时报告医生。女性宜避免在月经期接受手术。

角膜激光手术围手术期，术后有哪些注意事项？

术后出现流泪、怕光、异物感，甚至可能感到眼痛，都是术后的正常反应。轻重程度和时间长短因人而异，大多数人2~6小时缓解。避免揉搓眼球。

如感到眼部不能解释或忍受的剧烈疼痛或有其他特殊情况，立即就诊。

滴眼药：术后正确滴用眼药对于视力的恢复和稳定是重要的环节。一般抗菌素如左氧氟沙星眼液或其他抗生素眼液：每日4次，连续滴用1周后停药或遵医嘱。更需重视的是激素眼药水如氟美童的应用，具体应用方法在术后遵医嘱执行。

长期大量使用激素可能产生眼压升高等不良反应，每天滴用次数和总共滴用的时间长度，要严格遵医嘱执行。

术后定期复查有助于更好观察手术效果，及时给予护理指导，减少药物不良反应的发生。

术后1周内不使用眼部化妆品，杜绝任何异物进入眼内。

术后2周内避免水溅入眼内，亦不能用力揉眼。术后1月内禁忌化妆、游泳、泡温泉、蒸桑拿等长时间接触水，可能增加感染风险的活动。

何时应急诊就诊：手术结束后会出现不同程度的畏光、流泪、异物感、模糊均属正常现象，该症状一般在4~6小时逐渐好转。若术后眼睛受到猛烈撞击、视力突然下降、眼睛进入微小颗粒等物质导致结膜充血分泌物增多，应立即到医院就诊。

不同激光手术的远期效果如何？

国内外的文献提示不同类型的激光手术远期效果理想，患者可获得较高的术后满意度。激光使角膜前表面变平是稳定持久的改变。我国从 1993 年开始进行准分子激光手术，随着飞秒激光技术的引入，进一步提高了近视激光手术的安全性，全飞秒手术更是微创的典型代表，使广大近视患者摘除了眼镜。治疗后的裸眼远视力大多达到或接近于治疗前的最佳矫正视力，并且基本稳定。

远期出现新的近视度数的人，常是由于本身的近视度数仍不够稳定，眼轴有延长所致。还有很小一部分则是由于晶状体的屈光状态变化或是角膜曲率的部分回退，导致新的近视度数出现。

谁是决定激光手术质量的环节：一个都不能少

激光手术质量的好坏取决于整个矫正链条的完整性，也就是说，每一个环节：一个都不能少！

首先是手术医生，主刀医生应有深厚的眼科知识的积累，掌握相关手术技巧，有高度的责任心和丰富的专业经验，这对激光手术的安全性具有决定性意义。不论是做何种类型的激光手术，SMILE、FS-LASIK 还是 LASEK，每一个激光手术都有可能因个体差异等从最单纯的激光变成严重的突发事件，就像会开车不难，难的是百万公里无事故、千万公里无事故，谁最具稳定性，谁就最有能力保证患者的手术质量。

其次是激光设备和器械，硬件和软件都非常重要。激光设备的性能的差异对切削精确度、切削深度、光学区和修边等有直接影响。良好切削可以确保术后达到预测度数，避免欠矫、过矫、不规则散光等；角膜非球面性的维护有助于提高视觉质量，更多地节省了角膜组织，角膜扩张或圆锥发生的比例可减少。

高质量的手术当然也离不开患者的良好配合。需要注意的事项很多，主要包括：1. 客观理性的心理预期；2. 恰到好处的围手术期准备；3. 沉着放松的台上配合；4. 精准的术后用药与随访。

青出于蓝：ICL V4c

有晶状体眼人工晶状体植入（ICL 手术）是通过在眼内植入一枚轻薄的镜片可矫正最高 −18.00D 近视及 −6.00D 散光的眼内手术，避免了对角膜的切削且植入镜片可以随时取出，是"可逆"的近视矫正手术。ICL 在矫正高度近视方面具有良好的可预测性、有效性、稳定性及安全性，不仅提高了患者术后视力，而且在术后视觉质量和生活质量的提高上明显优于其他矫正方法，弥补了角膜屈光手术受角膜厚度和屈光度范围限制的不足。

从 1993 年第一片 ICL 被植入，到 2019 年初全球 ICL 手术量累计完成 100 万台的超越，ICL 已经经历了 5 代的迭代更新。其中 ICL V1 到 V4 的改变主要在于人工晶状体结构上的调整。V4 为控型结构设计，使得 ICL 与晶状体之间存在更大的间隙，从而降低了术后发生青光眼和白内障的概率。而最新的主流 V4c，则是在 V4 的基础上增加了 CentralFLOW 技术，其特有的中央孔设计，使得房水能更有效地从后房流入前房，解决了虹膜打孔的问题，不但可以预防由于虹膜周切孔阻塞引起的术后高眼压，更好的自然房水循环还能降低白内障发生率。

屈光晶状体手术：人工晶状体应该放在哪里？

用于近视矫正的屈光晶状体手术，又叫有晶状体眼人工晶状体植入术，是通过微创手术，将一个微小的人工晶状体植入眼内，类似于植入一个隐形眼镜到眼内。ICL 全称为 Implantable Collamer Lens，其主要材料 Collamer 是一种特有的具有高生物相容性的柔软材料。用该材料制作的晶状体应激反应和过敏症状较少。ICL 在眼内放置的位置为眼后房，定位于虹膜和晶状体之间，其脚襻固定于虹膜与睫状体之间的睫状沟内。ICL 的位置通常都是稳定的，术后患者进行走、跑、跳等运动基本都没有问题。在正常的生活和运动中，发生晶状体移位和旋转是小概率的事件，若发生移位大部分和眼部受到外伤或其他外力相关。即使 ICL 发生移位，也可以通过手术进行调整位置。

人工晶状体植入手术是否有风险？

没有哪一种手术是不存在任何风险的。尽管 ICL 植入术已被证明具有良好的安全性，仍然存在较低概率发生以下并发症的可能：1. 手术相关的感染、出血、角膜内皮损伤；2. 眼压（IOP）升高：导致眼压升高的原因主要有两点，一是可能由于术中黏弹剂滞留于后房而导致的一过性眼压升高，待黏弹剂吸收分解后眼压可恢复正常；二是由于术后抗炎激素用药导致的眼压升高，停药配合降压治疗后可恢复正常眼压。ICL V4c 的中央孔助力于房水的自然回流，使得由于人工晶状体导致的眼压升高可能性较小。3. 白内障：以往白内障是 ICL 术后远期令人担忧的并发症之一，可能与拱高过低，ICL 与晶状体接触有关。但随着 ICL V4c 晶状体的改进升级，V4c 的拱形设计和中央孔的出现，ICL 与晶状体的机械摩擦的损伤非常小，引起晶状体浑浊或白内障的概率非常低。4. 晶状体旋转：与 ICL 直径过小，眼球解剖结构差异性有关，可通过手术调位。5. 拱高过大或过小：与 ICL 尺寸不合适、眼部结构等因素有关，在临界范围附近可密切观察，必要时手术更换 ICL。6. 光学并发症：少数情况下，患者可能会出现眩光、光晕、夜间视觉表现欠佳等现象。这与个体敏感特异性因素有关。眩光等光学干扰现象随时间推移可逐渐适应或消失，必要时可取出 ICL。

屈光晶状体术后有哪些注意事项？

ICL 术后第 1 天、1 周、1 月、3 月、6 月、1 年复查，以后每半年复查一次。常规检查项目包括：视力、眼内压、屈光度、眼前后节检查、ICL 位置、拱高等。必要时可检查角膜内皮计数、眼部 B 超。其中，拱高是与术后安全性关联较大的主要随访指标之一。拱高是 ICL 后表面到晶状体前表面的垂直距离，理想范围为 250~750 微米。拱高过大可能导致前房角部分关闭、虹膜色素播散；过小可能导致 ICL 与晶状体接触，白内障等并发症。ICL 术后需要定期复查，按医嘱用药，注意卫生，避免眼睛受到外伤，防止异物进入眼内。洗脸、洗头时尽量避免将水溅入眼内，术后 1 月内禁忌眼部化妆、游泳。术后需要注意用眼休息，不要用眼过于疲劳，高度近视患者术后仍要定期复查眼底。

黄斑病变

高度近视的基本概念

什么叫高度近视？

关于近视，我们已在前面章节讲过了，它主要的表现是看远处的物体模糊，但看近处如手表上的时间仍然很清晰。最好的例子是患近视的学生如坐在后排，看不清老师在黑板上写的字，但自己看书却不成问题。这种情况只要通过验光配戴适当度数的眼镜，或者通过其他的治疗方法如配戴隐形眼镜、以及激光矫正手术等，都可使远视力恢复到正常。并且，除看远处视力差外，患有普通近视的人，他们的视网膜与正视眼睛一样，没有明显病变。而高度近视就不一样了，高度近视最为关键的因素是视网膜发生了变化，产生了病变，病变又主要集中在黄斑部，这就是为什么高度近视患者的视力不再能用眼镜来完全矫正的原因。

什么叫黄斑？

刚才提到黄斑，黄斑是怎样的一个结构呢？黄斑是指视网膜上的一个区域，其所处位置刚好针对光线的节点。它对外界物体的感受最敏锐。我们平常所说的视力，到眼科诊所看病，首先要查视力，以及体检考驾驶执照、考学校、参军时也都要查视力。所有这些视力检查其实就是测试视网膜黄斑的功能，正常的黄斑是保证您有正常视力的重要条件之一。

黄斑在眼睛的什么位置？

黄斑既然如此重要，它又位于何处呢？它位于视网膜上，其位置相当于眼睛后端的中心，距离视神经的起始处很近，仅3毫米。黄斑是视觉的重要部位，任何疾病影响到黄斑都会引起视力下降；而在视网膜其他部位的病变，虽然也会影响视功能，但视力下降的程度绝不会像黄斑病变那样严重，甚至有时患者可能还不知道自己患了视网膜疾病。

为什么黄斑有最敏锐的视力？

黄斑具有什么结构上的优势，使它具有最敏锐的视力呢？从结构上看，视网膜有两种专门感受光线刺激的细胞，称作感光细胞，一种一头缩小成锥形，我们称之为锥体细胞；另一种为棒状，称为杆体细胞。两种细胞各司其职。锥体细胞主要负责亮光下对精细物体的辨认，并能感受颜色；杆体细胞主要负责暗光下的视觉，如夜间行走，并能感受物体的移动等。两种细胞在视网膜上的分布也不相同，锥体细胞以黄斑区最多，向周边数量逐渐减少，在黄斑的中心处，只有锥体细胞，故而是视力最敏感的区域；杆体细胞恰恰相反，周边数量多，愈近中心愈少，到中心处，只有锥体细胞。除此之外，为了确保中心有最佳的视力，所有其他与感光无直接关联的细胞及神经纤维都退居到外围，以确保黄斑感光细胞不受其他组织的干扰，即使营养视网膜的血管也不例外，血管也要退居中心以外的部位。还有，在视网膜的其他部位，一个感光细胞要与多个我们称之为二级神经元的细胞相联系，而在黄斑区，几乎是一对一的细胞间联系，这种安排令黄斑区的神经传导更为精确、有效。上述各种解剖因素的综合，造就了黄斑区的敏锐视力。凡病变累及了黄斑，不可避免地会导致视力下降。如果黄斑病变的发展已经进入了疤痕期，如黄斑外伤、炎症后产生了疤痕；或是其他的原因，如严重高度近视黄斑变性，或老年黄斑变性的疤痕期，患眼视力的下降几乎是不可逆转的。

好视力是怎样产生的？

上面谈到视力是测试黄斑区视网膜的功能。那么是不是只要黄斑区视网膜结构完全正常，就会有良好的视力呢？答案是否定的。要有正常视力，还必须具备其他几个条件，而且缺一不可。第一，要求眼睛的其他结构都没有疾病，如角膜，晶状体及玻璃体这些光线经过的通道都要透明，如果它们因疾病变得不透明或变混浊了，如角膜因受外伤或发生了溃疡，最后产生了白斑；老年人患了白内障，青年眼睛遭受拳击或被球类打伤后，发生了玻璃体出血，都会阻碍光线不能投射到视网膜，因而影响视力。第二，眼睛的屈光系统应当正常，即外界来的平行光线通过角膜、晶状体及玻璃体的屈光作用后，正好能聚焦在视网膜黄斑中心区。如果眼睛有近视、远视或散光，即使眼睛没有其他疾病，平行光线不能正好聚焦在视网膜上，看东西也模糊，视力达不到正常标准即 1.0，不过这种情况绝大多数可以通过配戴适当的眼镜矫正到正常视力。第三，视网膜感受光线刺激后，将光能转换成电能，然后通过视网膜上由众多神经纤维组合而成的视神经，再通过长长的脑内传导路径，最后将冲动传导到大脑后部产生视觉。这条传导通路上的任何病变如受脑肿瘤的压迫、头颅遭受外伤或中风造成的出血或缺血都会影响视觉的传导，因此也会导致视力下降。如果上述几项条件均完备无缺，同时黄斑也正常，就应有正常的视力。

为何会产生高度近视？

高度近视不同于普通近视。普通近视的形成可能主要与环境因素有关，如用眼过度、长时间的阅读，使睫状肌长期处于痉挛状态，久而久之形成了近视。产生高度近视的原因要复杂得多，虽然目前还不十分清楚，很可能是遗传因素与环境因素共同作用的结果。通过对尸体眼睛的检查或是对活体眼做 B 超检查，都发现高度近视的眼睛明显变长，正常眼球通常是球形，如同桂圆一样，高度近视则为椭圆形如枣子，眼睛的增长主要发生在前后径上，尤其在眼睛的后端，加长最显著。说明高度近视与普通近视的不同处，在于眼球变长尤其是眼球的后部有明显向后扩张的现象，而这正好是黄斑所处的位置。正是这一扩张的结果招来高度近视一系列的眼底改变，以致视力不能矫正。

高度近视又为什么会产生黄斑病变？

高度近视眼球扩张的结果，使眼球壁的三层组织（最外层为起保护作用的白色巩膜；中层为黑红色带大量血管的脉络膜，提供视网膜血液及营养；内层为感光即产生视觉的视网膜）均变薄弱。最外层巩膜的变薄，使它经受不起来自眼球内部的压力，向后膨出，在原来椭圆形的基础上，更因局部的突出而变成葫芦形，这种巩膜局部向后膨出，医学上称为巩膜后部葡萄肿。有巩膜后葡萄肿的眼睛，都有较为严重的黄斑病变，视力都较差。中间层脉络膜扩张的结果使脉络膜变薄，脉络膜血管受牵拉而变细小，血液供应相应减少。脉络膜血液是供应视网膜营养的主要来源之一，特别是视网膜感觉细胞层的营养完全依赖脉络膜，脉络膜血供的减少势必影响视网膜功能。最后，视网膜本身也因受牵张而变薄，视网膜细胞变萎缩而失去功能。这种眼球三层膜组织已发生了病理改变的高度近视眼，医学上也称为病理性近视，以与普通近视眼相区别，即普通近视眼的视力通常都能够通过配戴适合度数的眼镜得到矫正，病理性近视眼的视力则因巩膜、脉络膜、特别是视网膜，因受眼球扩张的影响，发生了组织学上的改变，即使再增加眼镜度数也不能使视力增加。至于多少度的近视眼镜属于普通近视范畴，多少度算是高度近视，过去习惯上以600度为界，眼镜度数在600度以上时称高度近视。不过从这点讲，以800度作为普通近视和高度近视的分界线是比较合理的。

高度近视会引起哪些视网膜病变而影响视力？

高度近视由于眼球增长，视网膜上发生了许多改变，又因为眼球扩张以后极部最为严重，因此病变也较集中于黄斑区。黄斑区的病变有黄斑变性（也有称黄斑萎缩）、黄斑劈裂、黄斑出血，新生血管膜以及黄斑裂孔等，这些病变都严重影响视力。但在视网膜的周边部分也不例外，也常发生视网膜变性，甚至产生视网膜裂孔，黄斑裂孔以及周边视网膜裂孔都可进一步发展成视网膜脱离，使原来就已低下的视力进一步受到损害。

高度近视视网膜病变的一些基础概念

舒秦蒙

高度近视会对眼球和视网膜产生什么影响？

眼球外形改变

高度近视是由于眼球的前后径拉长，这会导致眼球椭圆形变化，尤其是长径更明显，这可能导致视网膜的结构受到影响。

视网膜变薄：延长的眼轴可能导致视网膜被拉伸和稀薄化，尤其是在近视加重程度增加的情况下更为明显，这进一步加重了视网膜对拉伸和破裂的敏感性。

黄斑部的变化

黄斑部是位于视网膜中心的区域，高度近视可引起黄斑部的劈裂和裂孔的形成，或者脉络膜萎缩的发生，这可以导致中央视觉丧失或损害。

视网膜裂孔和脱离

高度近视中的视网膜拉伸和变薄可导致视网膜劈裂、裂孔的形成和局部脱离，这可能会严重损伤视网膜，从而影响视力。

色素上皮病变：近视眼中的色素上皮可能会受到影响，这可能会导致色素上皮病变和退化，进而对视网膜的功能产生负面影响。

总而言之，高度近视所引起的眼球结构改变，尤其是眼轴拉长，对于视网膜的解剖结构产生了明显的影响。这些不利影响可能导致视网膜脆弱性增加，容易出现各种病理改变，进而导致视力损失。定期进行眼科检查可以及时发现这些病理变化，以便采取必要的治疗和预防措施，保护视网膜的健康状态。

高度近视脉络膜新生血管（mCNV）

高度近视时，眼轴（即眼球的前后径）增长，这会导致眼睛的屈光系统异常，使得光线聚焦在视网膜之前。长期的眼轴延长还会引起眼底组织包括脉络膜的牵拉和变薄，甚至可能造成眼底部分区域的萎缩，进而影响视力。随着眼轴的延长，脉络膜会变薄、萎缩，脉络膜的血流量可能减少，导致视网膜和脉络膜之间供氧和营养供应不足。而在缺血缺氧后，眼内可能会释放刺激血管生成的因子，如血管内皮生长因子（VEGF），促进新血管的形成。同时，眼轴延长和脉络膜萎缩可导致视网膜及其上方细胞的机械性和代谢性应激增加，此应激状态可能进一步刺激了新血管的形成。此外，高度近视可能导致 Bruch 膜（视网膜色素上皮与脉络膜之间的薄膜）出现变性和破裂，从而为新生血管穿过 Bruch 膜入侵视网膜下空间提供了通路。综上所述，高度近视脉络膜新生血管的形成是一个复杂的生物学过程，涉及眼球结构的改变和眼内环境的病理变化。这些变化一般伴随血管生成因子的上调，进而导致脆弱的新生血管在脉络膜和视网膜下形成。此外，遗传素质、环境因素和生活习惯可能也在 mCNV 的发生过程中起一定作用。

当出现什么情况，我需要担心是高度近视脉络膜新生血管呢？

以下是 mCNV 可能出现的症状：

视力下降

这是最常见的症状，可能是突然的或逐渐的视力减退。

中央视野缺损

可能出现视野中央暗点，即在视场中央出现一块看不清的区域。

视物变形

形状扭曲：直线看起来弯曲或波浪状。

图像大小不一致：物体看起来比实际大小大或小。

颜色失真或强度减弱：颜色可能看起来不那么鲜明或色觉异常。

阅读障碍

由于中央视力丧失，可能难以进行需要细节识别的活动，比如阅读或驾驶。

mCNV 的这些症状可能会因为新生血管的破裂或渗出而迅速发展，也可能在新生血管活跃后逐渐加重。由于高度近视者的眼底已发生病理性改变，一旦出现以上症状，应尽快就医，进行专业的眼底检查。

确认高度近视脉络膜新生血管，需要做哪些检查呢？

视力检查：基本的检查，用于评估视力损失的程度。

眼底检查：眼科医生会使用直接眼底镜或裂隙灯生物显微镜配合眼底镜，观察患者的视网膜、视盘和脉络膜的状况，寻找脉络膜新生血管的迹象，如视网膜下液体积聚、出血或瘢痕组织。

光学相干断层扫描（Optical Coherence Tomography, OCT）：OCT 是一种非侵入性的检查，可以提供眼底各层面图像，精细显示视网膜和脉络膜的结构，有助于检测新生血管和视网膜下液体的情况。

荧光素眼底血管造影（Fluorescein Angiography, FA）：这项检查需要向患者血管内注射荧光素，然后拍摄眼底照片。荧光素会在眼底的血管中循环，帮助发现并记录异常的血管渗漏或增殖情况。

靛青绿血管造影（Indocyanine Green Angiography, ICGA）：与 FA 类似，ICG 造影使用的是靛青绿这种对脉络膜层显示更加敏感的造影剂，适用于诊断脉络膜新生血管，特别是当 FA 结果不太清楚时。

以上检查能够帮助眼科医生确认 mCNV 的存在并评估其严重程度。这些信息对于指导后续的治疗非常重要。在诊断时，常常需要综合运用多种检查方法，以获得更准确全面的诊断结果。如果 mCNV 被诊断出来，可能还需要定期复查，以监测其进展和治疗效果。

什么是光学相干断层血管成像

光学相干断层血管成像（OCTA, Optical Coherence Tomography

Angiography）是一种新兴的眼科成像技术，它利用光学相干断层扫描（OCT）技术捕捉视网膜和脉络膜血管的流动信息，从而无需使用造影剂就能对眼底的血管网络进行高清晰度的成像。对于高度近视脉络膜新生血管（mCNV）这类需要精确视网膜和脉络膜血流评估的病症来说，是一种非常有价值的诊断工具。

OCTA主要优势在于它是非侵入性的，不需要注射荧光剂或靛青绿染料，因此可以减少潜在的并发症和不良反应，同时给患者带来更加舒适的检查体验。

在检查过程中，OCTA设备对眼底进行快速扫描，通过分析反复扫描同一区域得到的图像，侦测红细胞的运动变化，从而推断出血流的位置和速度。通过这种方式，OCTA能够产生视网膜和脉络膜血管的图像，并能在多个不同的视网膜和脉络膜层面上进行视觉化，帮助医生检测到存在的mCNV以及评估病变区域的大小、形态和密度。

OCTA可以清楚地显示出不同层面的血流情况，这有助于区别正常的血管和病变新生的血管网络。此外，OCTA所提供的详细视网膜层面图像也有助于监测治疗过程，因为即使是细微的血管变化也可被观察到。

光学相干断层血管成像和荧光素眼底血管造影有什么区别？

光学相干断层血管成像（OCTA）和荧光素眼底血管造影（FA）是两种不同的眼底血管成像技术，各自有特定的优点和限制。

1. OCTA（Optical Coherence Tomography Angiography）：

非侵入性：不需要静脉注射染料，减少了患者感染或染料过敏的风险。

高分辨率图像：产生高定义的视网膜和脉络膜血管网络图像。

分层成像：能够分别展示视网膜和脉络膜的不同层面血管。

更快的检查过程：检查速度比 FA 快。

耐受性：由于没有染料注射的不适感，OCTA 检查易于进行。

局限性：可能无法检测血管渗漏或非血管漏液，可能无法识别血管异常的类型，如微血管瘤或毛细血管扩张。

2. FA（Fluorescein Angiography）：

侵入性：需要静脉注射荧光素染料。

呈现血管渗漏：能够展示异常血管的渗漏情况。

动态血管评估：可以观察染料在眼底血管中的充填、血流动态和渗漏。

广泛使用的诊断标准：历史悠久，被认为是视网膜病变的金标准之一。

时间更长：检查过程相对缓慢，通常持续约 10~30 分钟。

副作用：可能有轻微到重度的不适感，极少数情况下有过敏反应。

局限性：无法提供血管的详细层面图像。

总之，OCTA 是对眼底血管的非侵入性检查，具有较快的检查速度和较高分辨率的血管层面图像。而 FA 则可提供血管渗漏和血流动态的详细信息，但检查过程更长，且存在可能的染料相关并发症。在临床实践中，OCTA 与 FA 常常互为补充，共同用于视网膜病变的诊断和治疗评估。

高度近视导致的视网膜病变，有哪些症状？

高度近视视网膜病变导致的表现，从最新的表现划分，可分为三类：包括视网膜萎缩、牵引和新生血管。其中视网膜萎缩对于现代医学而言是难以处理的。

视网膜萎缩包含了一系列复杂的病理过程。

萎缩的可能原因包括：

牵拉：眼球前后径的增长造成视网膜组织被拉伸，导致视网膜变薄并且损害，最终可能导致萎缩。

缺血：眼球轴过长也可能导致脉络膜血液循环不足，脉络膜是视网膜的主要营养供应源。缺血可能导致视网膜组织收到的营养和氧气不足，从而导致组织损伤和萎缩。

细胞死亡：视网膜本身的神经细胞可能会因为过度拉伸和缺血而死亡，这也会导致视网膜萎缩。

Bruch's膜改变：这是视网膜下方位于视网膜色素上皮和脉络膜之间的一层组织，它可以在高度近视中发生改变，比如变薄或产生断裂，这些也可能促进视网膜萎缩。

视网膜色素上皮（RPE）改变：RPE通过多种方式维持视网膜健康，包括再生视觉色素和吸收光能。RPE细胞的功能障碍或死亡也可能导致视网膜萎缩。

视网膜萎缩会导致永久性的视力丧失，特别是当涉及到视网膜中央区域时。因此，定期的眼科检查对高度近视的人来说十分重要，以便于早期发现和管理可能的并发症。

高度近视为什么会引起视网膜牵引呢？

高度近视时，眼球前后径（轴长）比正常眼球更长。这种变化会产生一系列的结构和生理变化，其中包括视网膜的拉伸。随着眼球的拉长，视网膜和玻璃体也会被拉伸。高度近视的患者眼球内的结构尤其脆弱，更容易发生视网膜的微小拉扯，进而可能导致视网膜牵引。

眼轴增长：高度近视患者眼球后段的眼轴增长导致视网膜和脉络膜相应地被牵拉。随着眼轴的拉长，视网膜和脉络膜的张力增加，可能导致视网膜组织变薄甚至产生裂孔。同时高度近视通常伴随玻璃体的退化变化，玻璃体的萎缩和液化可能导致部分分离，形成前后方向玻璃体界面的异常牵引力。

视网膜裂孔或脱离：由于牵引力的作用，特别是在玻璃体收缩和牵拉时，可能在视网膜上形成裂孔。如果裂孔进一步发展，可能会导致视网膜脱离。

高度近视视网膜牵引会让我看不见吗？

以下情况可能是由视网膜牵引导致：

视力下降或模糊：牵引影响到视网膜细胞的正常功能，可能导致视力的持续或间歇性下降。

闪光感：玻璃体牵引导致的视网膜刺激可能会让患者感觉到眼前有闪光感。

飞蚊症：玻璃体的退化及其对视网膜的牵引可以导致患者感觉有小黑点或斑点在视野中漂浮。

视物变形：视网膜牵引导致的形态变化可能使得物体看起来变形或歪曲。

视野缺失或阴影：如果视网膜裂孔形成导致视网膜部分脱落，可能会感到视野中出现黑暗的阴影或幕帘效应。

暗点或黑点：牵引牵涉到的区域可能会形成暗点或不透明感。

视野中见到闪光感：这在某些情况下可能是视网膜牵引的早期标志。

由于这些变化可能导致视网膜进一步损伤甚至脱落，因此当上述症状出现时，应立即寻求专业的眼科医生进行检查和治疗。

医生还告诉我高度近视会引起黄斑劈裂，这是什么？为什么会劈裂？

高度近视黄斑劈裂（Myopic Macular Retinoschisis）是一种与黄斑区（位于视网膜中央，负责中央精细视觉）的解剖层分离有关的情况，这种情况在高度或病理性近视的患者中较为常见。导致黄斑劈裂的原因复杂，包括以下几点：

眼球轴的延长：高度近视会造成眼轴（即从角膜到视网膜的长度）过长，导致视网膜，尤其是中央黄斑区域的显著拉伸和变薄。

视网膜内层和外层牵拉：眼球轴的不正常伸长可能导致视网膜的内层（由视神经纤维组成）和外层（含有视网膜色素上皮 RPE 和感光细胞）之间的不等速度增长，造成内外层之间产生劈裂或小囊性空间的形成。

视网膜缺血：随着眼球轴的延长，视网膜内的细胞和神经纤维也被拉长和扭曲，可能发生视网膜的毛细血管不畅，进一步导致黄斑区域受损和劈裂。

后部脉络膜变性：视网膜下的脉络膜在高度近视中可能会发生萎缩，影响其正常功能，这也可能促进视网膜层的分离。

玻璃体牵拉：随着年龄的增长，眼内的玻璃体逐渐液化并可缩小，造成对视网膜表面的牵拉，如果玻璃体膜附着在黄斑区域，可能会对该区域产生牵引力，导致或劈裂加剧。

斑块型脉络膜萎缩：这种情况下，由于脉络膜的血液供应受限，可能导致黄斑区域的结构和功能受损。

高度近视黄斑劈裂是一种严重的视网膜疾病，可以导致中央视力显著下降。如果出现这种状况，需要进行详细的眼底检查，通常利用光学相干断层扫描（OCT）来诊断和监测黄斑劈裂，并根据病情发展决定是否需要治疗，治疗方式可能包括玻璃体手术或者注射药物等方式。

高度近视黄斑变性

王文吉

病例介绍

王先生，某工厂会计。小学六年级时因双眼近视开始配戴眼镜。刚戴眼镜时视力很好，但过一两年，视力又模糊了，去医院检查，医生说眼睛没病，只是近视度数加深了，需要重新配镜。这样经过多次，王先生有了经验，以后只要到眼镜店重新配镜，加深度数就能提高视力。二十几年下来，眼镜度数已增至 1000 度以上，视力却越来越差。跑遍全市知名大眼镜店，都得到相同的结论，您的眼镜配不好，最好到医院去详细检查一下眼睛是否有病。于是王先生去眼科检查。医生将他的瞳孔放大，详细检查后说：您双眼都患高度近视，而且黄斑已发生变性，视力不能完全矫正了。王先生听后不解，产生许多问题与疑惑。下面就是他的一些问题。

什么叫黄斑变性？

黄斑的位置大致在眼球的后极，与眼睛前面的结构角膜中心遥相呼应。通俗地说，相当于地球的南北极。黄斑是视力最敏感的区域，平常测试视力就是测试黄斑视网膜的功能。正常或有轻度近视的眼睛，黄斑区都呈桔红颜色，润滑且有光泽。高度近视如果黄斑发生了变性，黄斑区视网膜失去应有的红润色彩，色泽变淡成黄红色，看起来比较干枯，并常夹有斑驳状的黑色斑点，同时视力也不能完全矫正。这种情况我们就认为黄斑有变性或称黄斑萎缩。最严重的黄斑变性，黄斑区完全被几个白色圆形或椭圆形斑块占据，这里的视网膜与脉络膜都已完全萎缩并消失，显示出来的是后面的白色巩膜。患者的视力当然也极度低下，通常仅能辨别手指。

有了黄斑变性，我自己知道吗？

高度近视者发生黄斑变性或黄斑萎缩，是个缓慢发生逐渐加重的过程，开始患者自己并不知情，仍然像以往一样，每当感到视力不济时，就以为近视度数又加深了，到眼镜店去重新验光配镜。直到许多眼镜店配镜困难时，验光师会告诉您最好到医院去检查。经眼科医生放大瞳孔检查后，通常都发现黄斑有变性，视力不可能完全矫正。因此当您的视力已不能通过验光配镜得到矫正时，要考虑黄斑部发生了病变。

黄斑变性会进展吗？

在一段时期内，眼球随着年龄增长而增大。以后，由于一些不甚明了的原因，高度近视的眼球依旧不断扩展，黄斑区视网膜与脉络膜的萎缩也跟着愈益加重，视力逐年下降。但它往往也不是无止境地进行下去，我们观察到许多患者，到了一定时期，发展就缓慢下来甚至完全停止，视力也就保持在这一水平。尽管患有高度近视黄斑变性的患者视力很差，但由于黄斑以外的视网膜没有发生黄斑区那样严重的变性，周边视网膜仍保留有一定功能，因此不至于完全失明。但如果发生视网膜脱离，那又另当别论，这在后文还会论述到。

黄斑变性能治疗吗？

由于产生高度近视的真正原因尚不清楚，为什么患者眼球会不断地增长？如果能有效阻止眼球不断增长或是抑制其他有关因素，可能就能防止黄斑变性的发生与发展。不过目前还缺乏切实有效的方法来增进视力。令我们高兴的是全球许多科学家都在对此进行研究，相信不远的将来可能解决这一难题。目前对高度近视患者，我们能做的是劝告他们，尽量避免眼睛遭受碰撞或受外力打击，尽量不提重物或做过重的体力活动，避免或减少发生视网膜脱离的机会。如果发生了视网膜脱离而又不及时治疗，将会进一步丧失残存的视力。有关视网膜脱离的问题在本书的另外章节中还会详细谈及。

有什么自我保健的办法吗？

许多患者会问到，既然目前没有有效的药物或者手术方法来治疗，那么是否有自我保健的方法，使病变不发展或发展速度减缓些呢？譬如说市场上是否有能提高黄斑区视网膜营养的营养品，或在饮食中要注意多进食哪些食品，不吃哪些食品？是否需要禁食刺激或辛辣食品？或做些眼部保健运动等？对于这些问题，由于还缺乏大量有科学依据的研究材料，目前我们还不能给出任何答案。希望今后能推进这方面的流行病学研究，满足患者的需求。

病例介绍

李女士，医院护士，年轻时就戴近视眼镜，目前眼镜度数增至 800 度，视力在 0.6 左右。由于视力较差，已调离第一线，改做行政工作。一天前工作时，突然发现左眼前有一片黑影，开始以为是眼睛的分泌物，可是拭之不去，而且黑影跟着眼睛动，眼睛看到那里，黑影跟到哪里。这时她着急了。马上找眼科医生检查，医生放大其瞳孔后，发现双眼均有高度近视，黄斑变性，左眼黄斑中心并有一圆形出血。检查完眼底后，医生建议她再去做荧光血管造影及 OCT 检查。这时她脑海里涌现出不少疑问，希望得到解答。

什么叫黄斑出血？

就是视网膜在黄斑区域发生了出血。黄斑区有了出血，外界来的光线被血液所阻拦，不能刺激黄斑区的感光细胞，因此引起视力下降。除视力下降外，患者还常感觉到眼前有一小片黑影，黑影跟随眼睛转动，眼睛看到哪里，黑影就跟到哪里。视力下降的程度与黑影的大小取决于出血的多少与出血的部位不同。出血量多时，视力下降幅度大，黑影就大，反之则小；当出血部位恰恰在中心时，视力影响最大，偏离中心时，影响减少。医生检查眼底时，在黄斑区发现有一片鲜红或暗红色的出血区域，范围通常不大，多数不超过 1.5 毫米。

高度近视为什么会发生黄斑出血？

高度近视黄斑部的脉络膜与视网膜发生了萎缩改变，脉络膜血管变细，血管变得脆弱，在一些情况下，如用力屏气、打喷嚏、咳嗽或便秘，有时没有任何诱发因素，黄斑部脉络膜或视网膜的小血管也会自动破裂而出血。黄斑部出血量虽不多，不过因地处要害，患者会敏锐地感到视力急剧下降，而立即就医。

黄斑出血有什么症状？

黄斑出血多突然发生，通常无先兆症状。患者突然感到视力明显下降，眼前出现一个黑影，遮蔽所要看的物体的中央部分。如要看站在您对面的一个人的脸部，您能看到他的眼睛与嘴巴，就是见不到或看不清位于中间的鼻子。且黑影随着您的眼睛移动，您看到哪里，黑影就跟到哪里，不能摆脱。除此之外，可能还有视物变形的现象，如看窗框，用健康的眼睛看，窗框架子方方正正都由直条构成，但用出血的眼睛看，窗框可能缩小，变大或直线的框架变得凸起或呈波浪状。

黄斑出血会伴有其他病变吗？

上面我们讲到了黄斑出血的症状。高度近视的黄斑出血有两种，一种是单纯出血，即黄斑区脉络膜或视网膜的一条小血管破裂而产生出血。出血发生后，随着时间推移它渐渐被吸收，视力也将逐步好转。另一种出血的原因较为复杂，它是黄斑区的脉络膜先发生了新生血管，所谓新生血管是正常情况下不存在，受到病变刺激而发生的新血管。新生血管的破裂或血液从血管内渗漏到血管外引起组织出血。对由新生血管引发的出血，其治疗不同于单纯出血，需要进一步的处理封闭这些新生血管，防止今后再出血，也就是要"斩草除根"。这也就是眼科医生建议李女士去做荧光血管造影的原因。

什么是单纯出血？

黄斑区不伴有新生血管仅仅只有出血叫单纯出血。这种出血较为简单，可能仅出血一次，但也可能以后在黄斑区的其他部位或在同一部位又有发生，预后较为良好。出血造成的视力障碍与黑影随着出血的吸收，逐渐消失。如果出血多，也可能对视网膜造成一些破坏，使视力不能恢复到原来的水平。

什么是新生血管引起的出血？

由新生血管引发的出血就比较复杂了。由于眼睛后端组织的高度扩张，组织变薄，甚至使一些更为脆弱的组织产生裂痕，于是下方脉络膜的血管得以通过裂痕生长到视网膜下，这些血管的破裂导致视网膜下或视网膜出血。因此除了出血外，还隐藏有新生血管这一导致出血的因素。以后，即使出血完全吸收，但由于新生血管的存在，可能再次出血。此外，除出血引起视力障碍外，血浆等液体也会从新生血管内渗到视网膜组织中，产生视网膜肿胀，也影响视力。再者，渗出、出血以及新生血管纤维化产生疤痕，会使黄斑区视网膜功能受到永久损害。因此对黄斑区新生血管引起的出血，最好还要治疗引发出血的新生血管，以求根治。

怎样区别单纯出血与新生血管引发的出血？

两种出血从眼底镜检查上大致可以区别。单纯出血一般就是一小片红色或绛红色并不高出视网膜的出血。由新生血管引起的出血，除出血外，在出血区或其邻近，往往还可看到一黑色或灰黑色，圆形或椭圆形，略为隆起的病变，大小约在 0.5~1 毫米间，那通常就是新生血管。但要确认新生血管的存在，最好的方法是通过荧光素血管造影或做光学相干断层扫描仪检查（英文缩写为 OCT）。这就是眼科医生建议李女士去做的检查。

什么是荧光血管造影？

荧光血管造影是将一种称为荧光素的染料，注入到患者的静脉内，染料随血液循环流到眼睛的脉络膜、视网膜血管中，当它运行在血管内并到新生血管处，通过一组滤光片使其发出荧光，并用专用的眼底照相设备进行摄影，就可显示出视网膜血管以及新生血管，从而了解新生血管的位置及大小，作为治疗的重要参考指标。

什么是光学相干断层扫描仪（OCT）？

光学相干断层扫描仪（OCT）是 20 世纪 90 年代问世的眼科精密

检查仪器。它是将一定波长的光线投射到眼内视网膜上，光线再从视网膜反射回来而成像。可以在活体人眼上检查视网膜的断面，看到视网膜的结构与细胞层次，并可测量视网膜的厚度。

OCT 检查有何优点？

OCT 检查有许多优点，首先是方法简便、检查时间短，检查前也不需要注射麻醉药物，新一代的 OCT 检查甚至不扩大瞳孔就可以检查。最重要的它是一种无创伤的检查方法。所谓无创伤检查就是此项检查不会给患者带来伤害。如我们经常使用的 X 线检查，不能说是完全无创伤的，因为患者总会受到一些放射线的照射，虽说辐射量很少，并在安全范围内。上面提到的荧光素血管造影，虽说很安全，但仍有很小一部分患者在注射后会出现过敏反应。此外，因为注入体内的造影染料是通过肝脏解毒，通过肾脏排泄，因此有肝、肾功能不良的患者，就不适合做此项检查；并且对一些严重高血压与心脏病的患者，有可能在检查过程中发生意外，尽管概率甚微。因此荧光素血管造影也不能说是一项完全无创伤的检查。而 OCT 检查，既不要注射药物，也无对人体有害的射线，只是将一定波长的光线投射入眼内，从视网膜上反射出来成像的一种检查技术。对人体与眼睛都无伤害，且十分安全、有效，是目前最常用于检查黄斑区视网膜的眼科检查手段。

黄斑出血会完全失明吗？

黄斑是担负中心视力的区域，一旦发生出血，视力立即下降，严重者仅能辨别周围的物体。但它不会造成完全失明，因为高度近视发生的黄斑出血范围都不太大，出血区以外的视网膜并未被血液遮蔽，仍然保持原来的功能，而且随着黄斑出血的逐步吸收，血液的遮蔽作用渐渐减轻，视力也会逐步恢复。然而出血的发生是一瞬间的事，而血液的吸收却是一个漫长的过程，通常会延续几周、几个月甚至半年以上。

黄斑出血能治好吗？

单纯黄斑出血一般都能自己吸收，经过一段时间，短则数周，长则几个月，即使不用任何药物，血液也能完全被吸收。不过患者大都存在这样的心态，认为黄斑出血既然是一种疾病，并且对工作、生活带来许多不便，总该进行治疗，使它早日恢复吧。从这方面考虑，可以给予患者一些促进血液吸收的药物如碘制剂或神经保护药物。不过这些药物的确切疗效还不是十分清楚，有的患者认为有效，也有的认为效果不明显。

黄斑出血会复发吗？

黄斑出血不论是单纯出血或是由新生血管引起的出血，都有可能再出血。单纯出血产生的机理是脉络膜与视网膜的血管受牵张而变薄弱，在这种因素作用下，再出血是可能的，但在实际工作中，我们很少看到黄斑区一直不断出血的病例，一般出血几次后，出血自动停止。至于新生血管引起的出血，由于新生血管不如正常血管健康，容易破裂而出血。因此对有新生血管的患者，最好能通过治疗将新生血管封闭，不让血液流入，出血可能就此告终。

什么治疗方法能封闭新生血管？

黄斑出血的根源如由新生血管引起，须治疗新生血管，消除出血的来源。治疗的方法主要有激光治疗和光动力治疗。两种治疗方法又各有自己的适应证及对象，选择的依据主要根据新生血管的部位。长在中心以外的新生血管适应用激光治疗，位置刚好在中心处的新生血管最好用光动力疗法治疗。

两种治疗方法有何区别？

激光治疗新生血管的机理，是利用一定波长的激光照射在视网膜上，激光主要被视网膜最外层，充满黑色素颗粒的色素上皮及脉络膜组织中的黑色素所吸收，由此产生的高温可以破坏新生血管，但同时也无可避免地伤害了位于新生血管上方的视网膜。如果新生血管恰好长在中心，那就会立即损坏黄斑中心视网膜，造成严重且永久性的中心视力的下降。故长在中心处的新生血管不适于用激光治疗。光动力治疗的原理与激光不同，它对视网膜几乎无伤害，故适用于中心新生血管的治疗。

什么叫光动力治疗？

对视网膜下新生血管膜过去最常采用的是激光治疗。通过荧光血管造影了解新生血管的形态、位置、大小及范围后，对那些不在中心的新生血管可用激光照射来破坏它们，但对位于中心的就不适合于用激光，因为激光产生的热量不仅能破坏新生血管，同时也伤害了位于新生血管上面的视网膜，使视力下降。通过科学家们多年的研究，现在可以用一种特殊的方法来治疗位于中心的新生血管。这一全新的治疗就是光动力治疗，是将一种对光线敏感的物质，注入到患者静脉内，它随血流进入到新生血管，这时用一种特殊的激光对新生血管进行照射使它发生阻塞，不再渗漏及出血，从而达到治疗目的。它与过去的激光治疗不同的是，由于它只对新生血管起治疗作用，不损伤视网膜，因此这种治疗比较安全，适合于治疗中心的新生血管。虽然光动力治疗比激光治疗安全有效，但由于光敏剂目前全靠进口，价格昂贵，一般患者难以承受是其最大缺点。另外很多患者需要再次甚至多次进行治疗，耗资更是成倍增长，是目前这一治疗手段难于推广的主要原因。

哪些人适合作光动力治疗？

上面已经讲过对位于中心的新生血管，不适合普通激光治疗，可考虑光动力疗法。光动力疗法当然不限于由高度近视引起的位于中心的新生血管，其他原因产生的黄斑中心的新生血管，像发生在外伤、炎症后，还有一种更为常见，多发生于老年人，我们称之为老年黄斑变性引起的新生血管，也都可以用光动力治疗，因其治疗原理相同。

光动力治疗后要注意什么？

光动力治疗后要注意几点：一是向静脉内注入光敏感剂时，可能由于患者手的不经意运动，或针尖的移动，会有少量药物从静脉渗漏出来，造成注射处的皮肤产生红肿及疼痛，这一般在数天内消失。另一并发症为注射后背部出现疼痛，通常并不严重，会随着时间逐步减轻至消失。光敏药物注入体内后，应采取避光措施，以免受阳光照射而造成伤害，可戴手套来防护，避光措施一般持续1~2天。除上述这些不太严重的并发症外，光动力治疗在全世界已治疗了无以计数的病例，尚未见有严重并发症发生，因此它是安全的。

光动力治疗后视力能提高吗？

根据国、内外大量患者的疗效统计，采用光动力治疗后，视力提高的并不多。它主要作用是防止现存视力再继续恶化。我们都知道，视网膜下新生血管，特别是位于黄斑中心的视网膜下新生血管，如不给予适当治疗，任其自然发展的话，最后结果是黄斑区形成一片疤痕与视力的永久丧失。这对老年黄斑变性引起的新生血管膜更是如此，因为该病的新生血管膜往往较大，渗出、出血范围较广，最后产生的疤痕也大。高度近视因新生血管面积小，渗出少，情况要好些。经过光动力治疗，虽然视力并不见明显提高，但如能保住目前视力或稍有提高，不再恶化，患者能够自理生活，甚至能读报、看电视，大大提高患者生活质量，它的治疗作用还是不能低估的。

一次治疗就会痊愈吗？

光动力疗法的作用是通过用特殊波长的激光，照射已注入了光敏剂的血管，使其发生一系列的变化使病变血管堵塞。血管被堵塞后就不再出血，血管内的液体也不会再渗漏到视网膜组织中，引起视网膜肿胀而影响视力，病情因而得到控制或出现好转。不过由于药物的时限性，过一段时间，往往是治疗后1~2个月，曾被阻塞的血管可能重新开通，又会发生出血与渗漏，这时就需要再次治疗。据多数报道，对高度近视的新生血管用光动力治疗，一般需治疗1~3次，个别患者也有治疗更多次的。

什么情况下需要再治疗？

是否需要再次治疗，并不完全凭患者的主观感觉。一些患者治疗成功，血管已被堵塞不再渗漏，但在一段时间内，患者可能并不感到视力有提高，看物体依然变形。这种情况并不一定说明血管仍在渗漏，可能只是反映了病变组织还未完全修复，尚处在恢复期。最终确定是否需要再次治疗的标准，要依据客观的检查结果，即前述的荧光素血管造影与OCT检查。一般在治疗1~2个月后，需再做荧光素血管造影检查，了解新生血管是否已完全堵塞。完全堵塞的标志是注入静脉的荧光素，不再从新生血管漏到周围组织中；如血管未堵塞，仍旧会有荧光素从血管中漏出来，这就需要再治疗。

另一重要检查项目是光学相干断层扫描仪（OCT），前文已说过它是检查活体人眼视网膜断面的仪器，通过此光学仪器可测量出黄斑区视网膜的厚度，如黄斑区血管渗漏，组织有水肿，测量出的视网膜厚度就比正常人增加。而且通过对多次测量结果的比较，可以了解视网膜厚度的变化。如果黄斑仍有水肿、增厚，说明血管仍有渗出；结合荧光血管造影也见到荧光素渗漏到血管外，应考虑再次治疗。相反，如果肿胀在消退中，荧光血管造影也见血管渗漏减少或消失，说明治疗有效，可继续观察。

新生血管治疗成功后，还会复发吗？

经激光或光动力治疗成功的病例，还应进行长期观察，了解是否有复发或有新的病变出现。这可通过患者自己观察患眼的视力是否又有下降或者眼前又出现暗影或视物变形，这些都是黄斑疾病的主要症状。另一方面也可通过医生的定期检查来了解病变是否复发。旧病复发或是新生病变如能及早发现，即可早期再治疗。

黄斑劈裂

黄斑病变和视网膜劈裂，有什么异同？

有些高度近视的患者述说近期出现视力下降与视物变形，经用眼底镜检查后，只见黄斑视网膜变性。过去，我们就会这样告诉患者，您患的是高度近视黄斑变性，目前还缺乏有效治疗措施。自从有了 OCT 检查后，我们会建议患者做 OCT 检查。出乎意料，有些患者的 OCT 检查结果，显示黄斑区视网膜结构出现分离的现象，即黄斑区视网膜的细胞与纤维不再紧靠在一起，它们中间出现了一些物质，将细胞、纤维相互分隔，医学上称为视网膜劈裂。这是一种病理状态，可能导致视力下降，但也有视力不变的。黄斑视网膜劈裂在 OCT 检查仪器问世前，眼科医生并不知晓，有了 OCT 检查后方才发现。目前我们对一些高度近视患者诉说有视力下降或视物变形，都建议做黄斑区的 OCT 检查，可能就能发现黄斑劈裂。另一个例子是一些患者因视力不好，各处求医而不得解决。通过 OCT 检查发现黄斑区的视细胞已高度萎缩近于消失，这种结构上的改变，按目前的医学水平，视力已无法提高，需要劝说患者不要再无谓的奔波，浪费时间、精力与财力。

黄斑劈裂要治疗吗？

因黄斑劈裂是近年在高度近视眼中发现的病变，我们自己的治疗经验还不多。同属黄种人的日本人，近视眼的发病率也很高，他们在高度近视眼中也发现这一现象。并认为高度近视眼黄斑视网膜劈裂的进一步发展，可能演变成黄斑裂孔。因此他们采取手术治疗，即玻璃体手术（有关玻璃体手术，后面再作介绍）。术后，有的患者视力进步，但也有无提高的。

黄斑视网膜高度萎缩

有些患高度近视的患者因视力不好，心情焦急到处求医问药，中、西药物均尝试过，滴过各种眼药水，见效甚微。通过 OCT 检查发现黄斑区的视细胞已高度萎缩近于消失。结构上明显的萎缩改变，按照目前的医学水平，很难提高其视力，只能劝说患者不作无谓的奔波与浪费。

黄斑裂孔

陈文文　王文吉

病例介绍

清晨，65 岁的黄大妈到菜场买菜，要给刚从国外学成归来的孙子摆一桌接风宴。但在付款时，她却发现手机上的字歪歪扭扭，视线最中央的数字看不清，付错了好几次款。她内心有些着急，在接风宴后和家人提及了此事。黄大妈回忆起来，自己觉得看东西有些不舒服，总觉得不如以往清晰已经有大半年了，一直没有当回事，以为是年龄大了，眼神没有年轻时候的好也是正常的。但是大半年以来，视力越来越差，直到今天看东西变形得厉害才觉得不对。家人让她两只眼睛分别遮一遮，黄大妈发现左眼看东西明显更模糊，而且扭曲。于是，赶紧由孙子陪伴着来到医院看眼睛。医生询问病情后，仔细检查了黄大妈的眼睛。告诉她，左眼视力下降是因为左眼生了黄斑裂孔，需要手术治疗。黄大妈听后懵了，我的眼睛一直都很好的，怎么突然就要开刀了呢？为了了解自己的病情，她向医生提出了以下的疑问：

为什么会得黄斑裂孔呢，这病严重吗？

视网膜中心区一个重要的结构称为黄斑。黄斑中央发生全层神经视网膜缺失称为黄斑裂孔。因黄斑是视力的最敏感区域，即使是很小的缺损，也严重损坏视力，甚至引起视物变形。像黄大妈这样，原来眼睛很好，没有眼睛受伤等诱因，突然发生的黄斑裂孔，我们称作特发性黄斑裂孔。

特发性黄斑裂孔主要发生在60岁以上女性。发病原因是，随着年龄增长，眼内的一些组织结构开始老化。首先是玻璃体开始液化。玻璃体原本和视网膜是紧密相连的，玻璃体液化以后，黄斑区玻璃体收缩，和黄斑有一个分离的趋势。分离的过程中对黄斑有一个前后牵拉力，有些人的黄斑区就被拉出了孔，形成黄斑裂孔。再者，视网膜中的血管以及视网膜表面的一层膜，我们称作内界膜，都随着年龄增长变得僵硬。血管僵硬使得视网膜对牵拉力的抵抗作用下降，而内界膜僵硬则对裂孔产生一个切线方向牵引力，促进了黄斑孔扩大。因此，得了黄斑裂孔后，如果不及时治疗，大多数人的裂孔会越来越大，视力会越来越差，变形也会越来越明显，需要手术干预。

一定要做手术吗？有没有简单点的治疗方案？

奥克纤溶酶（Ocriplasmin）玻璃体腔内注射也是治疗早期黄斑裂孔的有效方式之一。奥克纤溶酶具有蛋白水解活性。通过玻璃体腔注射，奥克纤溶酶可使玻璃体与视网膜之间的粘连松解，解除玻璃体对黄斑的牵拉力从而使黄斑裂孔闭合。临床试验显示，奥克纤溶酶能使40% 小裂孔闭合。但也有一些副作用，如玻璃体浮游物、眼痛、闪光感、视物模糊、视觉敏锐度减退、视力损害及视网膜水肿等。安全性是奥克纤溶酶面临的最大挑战，且这种方法仅适用于非常早期黄斑裂孔。对于大多数黄斑裂孔，仍需要手术治疗。

手术要怎么做呢，算是大手术吗？

治疗黄斑裂孔需要做玻璃体手术，算是眼科术中较复杂的手术之一。目前做的玻璃体切割术、内界膜剥除术、眼内气体填充是治疗特发性黄斑裂孔的经典术式，可使特发性黄斑孔的解剖闭合率超过90%。

此外，玻璃体术后，白内障都会进展，只不过有发生迟早与程度轻重的区别而已。尤其老年人，几乎百分之百术后都会有白内障的加重，年轻人则好些，可能术后十几二十年尚能保持晶状体的透明。因此，对于已经发生白内障的患者，做黄斑裂孔手术的同时会一起做白内障手术，这样可以避免短期内二次手术。

什么叫玻璃体手术，为什么要做玻璃体切割？

人眼球内部的4/5体积由玻璃体填充，玻璃体切割手术是将玻璃体用一极精细的器械在手术显微镜下加以切除。随着玻璃体的被逐步切除，原来玻璃体的空间被不断滴入的灌注液所替代，最后，玻璃体几乎被完全切除，玻璃体腔则全为灌注液所占据。第二步，将黄斑裂孔周围的内界膜剥除。最后再将灌注液更换为气体，这一步称作气液交换，用气体来顶压住黄斑裂孔。

首先，切除了玻璃体这一有形物质，使玻璃体腔的空间大为扩大，因而可容纳更多注入的气体；更重要的是切除了玻璃体，去除了玻璃体对视网膜的牵拉力量，消除了对黄斑的前后向牵引力；第三，剥除内界膜后，对裂孔切线方向的拉力也解除了。这样黄斑裂孔就能慢慢长好了。

为什么眼内需要气体填充呢？

气体填充对促进裂孔愈合有多方面帮助。首先，气体可使黄斑孔周围保持干燥，防止液体自玻璃体腔渗漏至黄斑孔处，影响裂孔愈合。第二，气体的表面张力大，视网膜和气泡之间产生界面表面张力可以拉动孔洞边缘，使之趋于愈合。第三，气体刺激可促进胶质细胞生长，同时气体能为胶质细胞迁移生长提供生长支架。

综上，气体对于黄斑孔的愈合有很多有利帮助。对于一些较大的裂孔，考虑短期内难以愈合的，会选择长效气体，气体在眼内填充的时间越久，对裂孔的生长越有利。

注入的气体多少时间能被吸收呢？

用来注入玻璃体的气体有多种，各种气体注入眼内后，吸收消失的时间各不相同。最普通的是空气，消毒后的空气注入眼内，被吸收的时间最短，仅4~5天。但最常用的是长效气体，目前医院中可用的长效气体有 C_3F_8，SF_6 等。长效气体吸收时间较长，可达 2~4 周，最长的长效气体可在眼内存留 40~50 天。至于选用什么气体来治疗黄斑裂孔，根据病情也有根据医生的临床经验来判断选择。

注气手术以后需要注意些什么呢？

第一，对黄斑裂孔，注气后在气体吸收以前保持俯卧位或低头位是十分重要的。所谓俯卧位或低头位，主要是保持面部朝下。气体有浮力，在面部朝下时，气体能上浮，顶住黄斑孔的位置发挥作用。但俯卧位并不要求 24 小时都俯卧在床上，那样患者很难受，也不利于术后全身体力的恢复。面部朝下可以采取各种姿势，不管是俯卧位还是坐位、走路时，只要保持头部或眼睛朝下，使气体上浮保证顶压住黄斑裂孔即可。多种体位可以变化，只要患者感到舒服，容易接受即可。多样化的体位，也便于患者消除疲劳感。

至于要低头多长时间，特发性黄斑裂孔愈合时间较快，一般能在48小时内愈合，术后前2~6小时严格俯卧位有助于裂孔愈合，后也可改为侧卧位，但不能仰卧。仰卧时，气体上浮会顶压晶体向前，前房变浅继发眼压升高等并发症。如果是术中同时进行了白内障手术，刚放了人工晶体，仰卧位气体上浮甚至可能引起人工晶体位置变化，造成人工晶体异位，需要二次手术等。

第二，如果注入了气体，尤其是长效气体，在一定时间内，不能乘飞机。因为当飞机升到高空时，气压降低，注入眼内的气体会膨胀而使体积增加，当体积增至一定程度时，造成的一系列改变可使眼内压力急剧增高，诱发青光眼。患者因眼压增高而出现眼痛、头痛、甚至恶心、呕吐；增高的眼压也会阻碍视网膜与视神经的血液供给，因而也影响视力。等到气体大部吸收，仅剩下1/6或更少，这时就可乘飞机了。至于怎样判断眼内气体还有多少，是否可安全地乘飞机，可在随访检查时询问医生。注入气体的患者虽不可乘飞机，可改乘其他交通工具，如火车、长途汽车，这样的出行方式对患者病情无影响。

术后出现哪些情况需要及时来医院检查？

第一，术后复查时，医生会给您眼部进行全面检查，了解术后有无眼痛不适等症状，观察手术眼有无发炎现象，有无眼压增高。如一切正常，可以开始滴眼药水。眼药水包括扩大瞳孔药，抗生素和激素眼药水，通常1日3次。在家时眼睛如果突然出现术后一开始没有的红痛、畏光等，需及时来医院复诊。

第二，注气之后，看东西是模糊的，通常只能看到一点影子。这是因为注入玻璃体内的气体会反射投入的光线，故而影响视力。只要手术没有发生并发症，或并发症已得到及时、正确的处理；眼睛检查，手术眼能够感受光亮，也未发现其他异常情况，患者可以放心，这是正常的术后反应。随着气体慢慢被吸收，眼前出现一个球，不被球体遮蔽的地方，现在可以看见了；随着气体的进一步被吸收，球体愈来愈变小，而能见到的区域则越来越扩大。以后仅剩下几个活动的小球，最后小球也消失，一切恢复正常。这是正常的恢复过程。但若术后恢复过程中，突然出现异常的视力下降，比如已经能看见的区域又再次看不见了，需要及时就诊寻找原因。

第三，长时低头最常见的不适是双眼眼皮浮肿睁不开，严重时眼皮肿得像核桃，有时还可出现紫红色的瘀血，看起来有些可怕。不过，这些都是暂时现象，随着术后恢复时间的延长，将逐步减轻，尤其恢复正常的直立体位后，肿胀很快完全消失。少见的有由于长期低头体位，压住手臂，可能损伤手臂神经而有麻木感，应该及时调整姿势。

第四，玻璃体术后如果出现头痛眼胀，一个因素可能是由于眼压增高，这在玻璃体术后比较常见。通常是暂时性的，会逐步下降至正常。但如这一症状没有缓解，需及时到医院就诊，医生可为您测量眼压，必要时及时用药物来控制眼压，减轻疼痛。

如果术后裂孔没有长好怎么办？

气体完全吸收以后，经医生眼底检查，如果确系黄斑裂孔没有长好可以再进行治疗。

根据医生对病情的判断，可能只做一个简单的门诊小手术——气液交换，即将玻璃体腔中的水抽出来，再将气体注进去，利用气体的作用，促进裂孔愈合。这次手术，多数会选择长效气体，使裂孔有更长时间可以生长。

但对于一些大裂孔，简单的注气不能解决问题，则需住院再次进行玻璃体手术。

黄斑裂孔也能用激光治疗吗？

视网膜激光光凝术是临床上常见的治疗方式，俗称眼底激光治疗。主要是通过激光照射眼底，利用激光热效应损伤的作用，使局部视网膜中的蛋白质变性，起到治疗疾病的目的。这种手术通常用于治疗视网膜变性、裂孔和视网膜血管性疾病等。视网膜激光光凝术的优点在于，它能够快速、精确地治疗眼疾，避免传统术中的不足。此外，它具有较高的安全性，因为激光只影响特定的眼部组织，而不会对其他健康的眼部组织造成损伤。

激光能准确对准目标、损伤范围小、效果确实，而且术后反应轻，是目前最好的封闭视网膜裂孔的方法，因此广泛用来封闭无视网膜脱离的视网膜裂孔。不过激光属于破坏性治疗，前面已提到，黄斑是视觉最敏锐的区域，任何刺激与损伤都将破坏黄斑视网膜的功能，可能造成视力的下降。因此我们对黄斑裂孔，一般不用激光封闭，希望尽可能地保存黄斑功能。同时，对于视网膜周边裂孔，我们的治疗目标是用激光将裂孔周围视网膜"铆钉"在球壁上，以防发生视网膜脱离。而对于黄斑裂孔，我们的目标是裂孔的愈合，因此要选择不同的治疗方式。

高度近视黄斑裂孔

病例介绍

充分了解病情和手术相关知识后，黄大妈便预约完成了手术。术后复查，完成视力、眼压、OCT 等检查，发现黄斑裂孔已经长好，视力和视物变形都有明显好转。黄大妈非常高兴，和街坊领居谈起此事，不仅大夸医生水平高超，还语重心长和姐妹们说，年纪大了，不要不把一些身体毛病当回事，有发觉不好的还是要及早就医检查。

邻居高大妈听完此事，有些坐不住了。高大妈今年也 62 岁了，从小双眼视力就不太好，年轻时经常更换眼镜，眼镜总是越配越深，已经达到 1200 度，以后即使再加深度数，也无济于事。曾去医院看过，医生说她黄斑不好，视力难再矫正。自退休在家后，料理料理家务，虽然视力不好，勉强还过得去，也就不管它了。近一两个月，她连本来还能够看得到的报纸上大标题都看不见了。她听了黄大妈的故事，也赶紧电话告知了女儿。女儿接电后请假陪她到医院检查。医生问了病情，并给她扩大瞳孔做了检查，发现是视网膜脱离，由高度近视黄斑裂孔引起。并告诉她视网膜脱离要开刀，不然眼睛会完全失明的。高大妈一听，急了，听起来怎么比黄大妈的病情还严重许多，还会失明？太可怕了！于是，高大妈和女儿赶紧向医生了解病情：

为什么高度近视患者黄斑裂孔更严重？

黄斑裂孔发病原因有很多。除黄大妈那样没有诱因的特发性黄斑裂孔以外，眼球钝挫伤、高度近视等均可并发黄斑裂孔。

高度近视发生黄斑孔的机制更加复杂。除了玻璃体和视网膜的强粘连引起的前后牵引力和内界膜收紧引起的切向牵引力外，高度近视的巩膜异常生长，眼睛进行性扩张、就好比气球，越吹越大，气球就越来越薄，对高度近视黄斑孔的发生增加了新的致病因素。

一方面，眼球变大，视网膜、脉络膜变薄萎缩更易使视网膜"断裂"。另一方面，高度近视眼的后壁组织会比别的位置更易向后膨出，出现一个特殊的后部隆起，称为"后巩膜葡萄肿"。后巩膜葡萄肿使黄斑区又增加一个来自后部的牵拉力，便更易出现黄斑裂孔。高度近视黄斑裂孔引起的因素更复杂，因此病情也更严重，甚至像高大妈这样，发生黄斑裂孔性视网膜脱离。相应的，影响高度近视黄斑裂孔愈合的因素也更多，愈合起来也更困难。即使愈合，局部也会有视网膜萎缩，因此视力预后也不如特发性黄斑裂孔好。

黄斑孔与视网膜脱离有何异同，为什么再不治疗就要失明了？

如果视网膜是完整无缺的，玻璃体中的液体就被关在玻璃体腔内。但如视网膜上出现了一个裂孔，不管它发生在黄斑或是视网膜的任何其他部位，玻璃体中的液体就很容易经过裂孔流到视网膜下，迫使视网膜与其下方色素上皮发生分离，就产生了视网膜脱离。

高度近视出现黄斑裂孔后，在前、后拉力的作用下，眼内液体更易从黄斑孔进入网膜下，先引起黄斑裂孔周围的视网膜脱离。由于玻璃体内的液体不断通过裂孔进入视网膜下，再加液体在视网膜下自由流动，视网膜脱离的范围就会不断扩大，若不及时治疗封闭裂孔，最终将导致全视网膜脱离。全视网膜脱离若不治疗，最后眼睛就全部失明了。因此，高度近视视网膜脱离一定要手术治疗，而且是越早治疗越好。

高度近视黄斑裂孔手术方式和特发性黄斑裂孔一样吗？

高度近视眼黄斑裂孔如果采用经典术式，也就是玻璃体切割＋内界膜剥除＋眼内气体填充的手术，一次手术成功率在50%~73.3%，也就是至少有1/4的裂孔不能封闭。因此，医生会根据病情采用多种提高手术成功率的方法。

目前，提升高度近视黄斑孔愈合最常见的方式有内界膜翻转覆盖术。内界膜是一层视网膜表面极薄的组织。不同于内界膜剥除，内界膜翻转覆盖是剥起内界膜后，不直接把内界膜切除或撕除，而是保留部分内界膜与黄斑孔边缘的粘连，然后将内界膜瓣翻转过来覆盖于黄斑裂孔上。内界膜瓣的作用是促进正常的胶质细胞增殖，并为视网膜上极为重要的细胞——光感受器细胞的生长创造生理支架，有利于黄斑孔闭合。

同时，添加自体血清也是提高裂孔愈合的新方式。这种方法需要在术中抽取患者少量静脉血，在内界膜剥除或覆盖后，通过精细的器械，吸取适量的血，并将血滴在裂孔位置。自体血清的作用是，其中含有较多生长因子，能诱导细胞的生长，促进裂孔的愈合。

黄斑裂孔视网膜脱离治愈后，还会复发吗？

高度近视的黄斑裂孔视网膜脱离，尽管已经采用了提高裂孔愈合率的手术方法，仍有部分患者术后视网膜裂孔愈合不佳。

若裂孔已经愈合，一般不复发。但也有少数患者术后过了一段时间，再次出现黄斑裂孔视网膜脱离复发。复发多数发生在术后3个月，但也有长至1年后，甚至还有近十年的。

复发有什么症状，我自己能知晓吗？

复发时，患者立即感到视力下降，视物变形，如直线成波纹状或眼前出现暗影。这均是黄斑区视网膜又有脱离的现象。如不及时就医，随着脱离区的扩大，视力愈发降低，最后仅见模糊人影。

如果裂孔没有长好或者视网膜脱离复发怎么办？

经医生眼底检查，如果确系黄斑裂孔没有长好或视网膜脱离复发，可以再进行治疗。但不同于特发性视网膜裂孔，高度近视视网膜裂孔不管是否有视网膜脱离，若一次手术裂孔不能愈合，简单的注气是不能解决问题的，需再次进行玻璃体手术。

如果再次行玻璃体手术会和原来的手术有什么不一样吗？

对于术后未愈合的黄斑孔，再次手术时视病情会尝试一些别的手术方法增加裂孔愈合概率。

第一次手术时，会剥除黄斑周围大部分内界膜，因而再次手术时，可能无足够内界膜用于覆盖。此时可选择晶状体囊膜或羊膜进行覆盖。晶状体囊膜是包住晶状体的一层薄膜。羊膜，是胎盘内面的一层薄膜，它包裹着羊水，是胎盘组织的一部分。现在羊膜来源广泛，取材和保存简单，抗原性很低，同种异体移植，反应很小，已作为新型生物材料被广泛用于眼科治疗。因此，晶状体囊膜或羊膜都能替代内界膜，作为支架，促进细胞粘附移行，利于细胞爬行生长。

游离自体视网膜神经上皮瓣移植也是近些年常用方法。简单来说，这个手术方法就是取一小块周边的视网膜，填补黄斑区的缺损。被取走视网膜的区域位于周边，对视力没有影响，会按照视网膜裂孔进行处理，防止出血和视网膜脱离。

黄斑扣带术也被引入作为原发性或难治性黄斑孔视网膜脱离的治疗选择，解剖成功率在 70%~100%。不同于以上的方法，该技术是外路手术，在眼球外面，通过一个加压块顶压后部黄斑区，将黄斑的形状由向外凸起变为向眼球中心隆起，减少高度近视因后巩膜葡萄肿引起的复杂的前后和切向牵拉力。

此外，还有人工微视网膜脱离等多种新式的手术方式，也被用于治疗难治性黄斑裂孔。在此不一一说明。具体手术方式由手术医生结合病情和各方法的特点，选择或联合进行。

有的黄斑裂孔视网膜脱离手术需要注油是怎么回事？

除气体外，硅油也可用于眼内填充。医用硅油是无色透明液体，化学性能稳定，无毒，对人体健康并无影响。目前用的硅油大多比水轻，与气体一样，注入眼内浮于水液上方。也和气体一样，可以在俯卧位或低头的体位时，顶在黄斑裂孔的位置，在黄斑孔处形成一个含趋化物质和营养物质的腔隙，这些物质可促进黄斑孔的修复机制，促进黄斑裂孔的关闭，已被证实为治疗黄斑裂孔的有效填充物。

与气体相比，硅油的优点是不会自行吸收，填充时间长，可在眼内填充 3 个月以上，给黄斑裂孔充分的时间愈合。此外，硅油在眼内虽然会引起眼睛度数的改变，但不会像气体一样只能看到影子。有晶体眼注入硅油后，会产生高度远视；无晶体眼注入硅油则可抵消部分无晶体引起的屈光度数改变，这两种状态都可通过佩戴合适度数的镜片进行矫正。

既然硅油能长期顶住视网膜，那为什么还要用气体呢？

硅油虽然能长期顶压住视网膜，但它也有一些缺点。

首先，注入玻璃体的硅油不能自行吸收，但也不能永久留在眼内。虽然硅油对身体健康无害，但对长期与它密切接触的眼组织还是有些不良影响。比如硅油与晶状体的长期接触后会促使白内障发展。此外硅油在眼内时间久后，硅油会发生乳化，形成无数细小油滴，这些小油滴会分布于眼内各个位置，难以清除干净。再者，硅油会使小梁网变性，乳化的小油滴也会堵塞小梁网，小梁网是眼内液体外流的重要途径，一旦受影响会使眼压升高，出现继发青光眼等并发症。因此一旦它在眼内的顶压任务完成，即视网膜裂孔已完全愈合，就要通过手术将它取出。这样患者就需要再做一次取油手术。

此外，硅油的表面张力没有气体大，对于促进裂孔愈合方面没有气体作用强，只是胜在作用时间长。

综上，因为硅油有许多并发症，且需要二次手术，因此对于医生判断靠空气或长效气体填充大概率能使裂孔闭合的患者，会优先考虑气体填充，以减少多次手术的可能。如果医生判断，裂孔需要更长时间的顶压才能愈合，则会选择硅油填充。

视网膜脱离术后，原来的眼镜还能用吗？
什么时候需要重新验光配镜呢？

做过视网膜脱离手术，尤其是合并做了白内障术后，屈光度也就是眼睛度数会有改变，因此需要重新验光并重新配眼镜。

对于配镜时机，通常在术后 3 个月，眼睛情况基本稳定，此时可以考虑重新验光配镜。

现在对配镜时机也有了新的认识。现在认为，术后应尽早配镜戴镜，这样能及早获得较好的视力开始进行视觉训练。正所谓用进废退，和骨折术后一样，若不锻炼，肢体会变细，若在恢复期积极锻炼，有助于尽快恢复。眼睛也是同样，眼内气体吸收完后，要尽早以最好的视力进行视物训练，有助于视力提升。需要注意的是，在恢复过程中也要遵医嘱随访验光，根据度数的变化更换镜片，以获得更好的视力。

对于手术注射硅油的患者，因为硅油需要填充数月，在这期间因屈光度有较大改变，需要验光配镜。而取油之后则要重新验光配镜。

因为早期视力训练期间，度数会有波动变化，可先根据自身的经济情况配镜，但验光度数一定要准确。

手术后的生活中，饮食上有什么需要注意的吗？

因为高度近视会发生视网膜脉络膜病变，除黄斑裂孔外，还会有其他并发症，如黄斑劈裂，黄斑脉络膜新生血管等，需要定期随访，检查眼底。如有明显视力下降等应及时就诊。

饮食方面没有特殊要求，戒烟禁酒，同时注意营养均衡即可。适当补充叶黄素，可对黄斑有一定保护作用。

因高度近视视网膜较正常眼睛薄，生活中要注意避免眼球的撞击。避免揉眼，避免做跳水跳伞等动作，减少突然提重物、屏气的动作，注意用眼卫生，不要过度用眼等。日常生活中的正常用眼和适量运动、正常家务等都不受影响。

张大妈求医记——黄斑外加压术"6不6"？

宗　媛

张大妈是一位年过六旬的中年妇女，她自记事以来眼睛都是近视，而且度数很高。然而，最近她的左眼开始感到视物模糊，并出现了一些不寻常的症状，如看东西变形，甚至物体的中间出现了黑影。她担心自己的眼睛出了问题，想到公立医院人山人海，决定先去附近的一家中心医院看病。

在这家医院，张大妈接受了一系列的眼科检查。经过详细的检查，她被诊断出患有左眼黄斑裂孔，双眼高度近视，并且左眼黄斑区已出现了局限性孔源性视网膜脱离。医生向她解释了这是一种严重的眼部疾病，可能导致视力持续下降，甚至失明。焦急的张大妈问医生自己该怎么办。医生告诉张大妈，她的左眼需要尽快接受手术治疗——左眼玻璃体切割术联合眼内硅油填充，填充硅油的目的是通过硅油封闭裂孔，以促进黄斑裂孔的愈合及视网膜复位。但这种方法术后需要俯卧位，比较辛苦，并且硅油填充手术还存在一些硅油相关的副作用，如硅油乳化继发性青光眼、角膜带状变性等，还需要二次手术，再将硅油取出。

张大妈的儿子在一旁听了不是滋味，妈妈辛劳了一辈子，好不容易年纪大了退休了，可以享清福了，还要受这个罪。而且妈妈本身就有高血压、肥胖等情况，平时弯个腰都有困难，能不能承受术后的体位要求也是个未知数。于是，他决定自己去查阅相关的文献，以了解更多关于治疗黄斑裂孔和视网膜脱离的方法。经过一番查阅，张大妈的儿子发现了一种新的治疗方法：玻璃体切割联合内界膜填塞或翻转。这种手术是切除眼内的玻璃体后，剥除黄斑区的内界膜，并将其填塞或翻转于黄斑裂孔处，以达到修复黄斑裂孔的目的。据文献显示，这种方法在一些患者中取得了良好的效果。在得知这一信息后，张大妈和她的儿子决定再次咨询专家的意见。

他们来到了复旦大学附属眼耳鼻喉科医院，这是一所知名的医疗机构，拥有高水平的眼科专家团队。复旦大学附属眼耳鼻喉科医院眼科的专家经过一系列的细致检查和评估后，综合分析张大妈的情况后，得出结论：黄斑外加压手术也可能是治疗张大妈眼部疾病的选择之一。"黄斑外加压手术？这是什么？之前其他医院的医生跟我们说要填充硅油在眼睛里，但是术后要求我妈妈术后趴着睡觉。医生，您看我妈妈这么胖，趴着估计是做不到的，我们能不能不填充硅油。我自己也是个兽医，查了文献发现可以联合内界膜覆盖手术，就可能不用趴着睡了。医生你讲的这个黄斑外加压手术要不要趴着睡，我们就是不想趴着睡觉。"张大妈的儿子这些天憋着的一肚子话像竹筒倒豆子般倒了出来，医生看着满脸愁容的张大妈、焦虑的患者家属，耐心解释。

张大妈是双眼高度近视，高度近视引起的黄斑裂孔和其他老年人的特发性黄斑裂孔相比，有自身的特点。高度近视的患者眼轴长，眼球不断扩大，导致视网膜越来越薄，张力较大，尤其在后极部黄斑区；随着年龄的增大，动脉硬化更是增加了这种张力，加上玻璃体退行性病变收缩牵扯，导致这类患者黄斑区的视网膜非常脆弱。有一些高度近视患者还会合并后巩膜葡萄肿，这种巩膜后凹进一步拉扯和扭曲视网膜，黄斑区的视网膜最终不堪重负形成了裂孔或者层间劈开。

玻璃体切割术联合内界膜翻转/覆盖术确实是现在最常用于治疗黄斑裂孔的一种选择。这种手术通常包括以下步骤：玻璃体切割术、内界膜翻转和填充物的选择。玻璃体切割术是通过切除眼内的玻璃体，以减轻其对黄斑区的牵拉。内界膜翻转手术是在玻璃体切割术后进行的一种步骤，手术医生会将位于黄斑区表面的内界膜部分撕除并翻转过来，使其与黄斑裂孔区域接触。这有助于促进黄斑裂孔的闭合和视网膜的愈合。但是这种手术依然需要在玻璃体切割联合内界膜翻转后，选择合适的填充物如硅油或长效气体。硅油是一种常用的填充物，它可以在眼内长期存在并提供稳定的支撑。而长效气体则会在一段时间后被吸收。在选择填充物时，医生会根据患者的情况和手术目标进行评估。硅油通常适用于需要长期支撑和填充的情况，例如后极部脉络膜萎缩严重的黄斑裂孔或已合并增殖性玻璃体视网膜病变的黄斑裂孔、孔源性视网膜脱离。长效气体适用于后极部相对健康，孔径较小的黄斑裂孔。但无论哪种手术，医生都会根据术后情况和个体差异，指导患者进行恰当的俯卧位时间和姿势。术后的俯卧位是通过体位使填充物封闭裂孔，帮助视网膜复位。另外玻璃体切割术由于是一个内眼手术，所以存在一些并发症的可能，如术后硅油异位、继发性青光眼、眼内炎等；而高度近视的患者眼轴长、视网膜薄、玻璃体不健康、后极脉络膜萎缩等特点都会使得该类患者接受了玻璃体术后预后较正常人要差。最关键的是，玻璃体手术并不能解决高度近视眼轴增长，而带来的后极部视网膜张力大的问题，所以对于高度近视相关黄斑裂孔，是一类"头痛医头，脚痛医脚"的治疗方式。

黄斑外加压手术最初就是针对高度近视眼而设计，目的是通过使用物理方法给黄斑区巩膜施加向内的压力，从而控制眼轴增长，以减缓近视发展。近年来，有医生将黄斑外加压手术应用于治疗高度近视黄斑裂孔。作为一种眼球壁外的手术方法，该手术无需扰动眼球内部结构，而是通过施加外加压来使黄斑区视网膜重新附着。手术中，医生会将巩膜外固定器放置在黄斑区周围，通过加压使视网膜重新贴附到眼球壁上。巩膜外固定器可以是硅胶带或硬质材料制成的环，固定在巩膜表面，以提供持久的外加压。所以从原理上来说，黄斑外加压手术用于治疗高度近视相关的黄斑裂孔是从根本上缓解了高度近视黄斑裂孔的致病原因，相对更具有科学性。

但这个手术目前是有较为严格的适应证的，如果裂孔过大，视网膜脱离范围广泛，有严重的增殖性玻璃体视网膜病变等，都是很难通过外加压手术治疗的。张大妈非常幸运，她的眼部情况刚好符合这个手术的适应证。另外由于目前临床应用尚不够广泛，这个手术治疗高度近视黄斑裂孔还缺乏足够的关于并发症及远期疗效的循证医学数据。

医生的一番话说下来，张大妈本人和儿子都看到了一线希望。性格开朗的张大妈当即拍板，决定接受黄斑外加压手术。但张大妈的儿子还有疑问，"医生，这个手术以后，我妈的视力能恢复吗？"医生继续耐心答道：我们首先要通过手术力求使她的视网膜复位，其次才能谈视功能的提高。大部分的患者在术后视力是有一定的提高的，但一般来说，术后视力的改善不会立即发生。需要一个过程，大概为一年左右。

通过医生的详细解释，张大妈母子很快接受了黄斑外加压手术治疗。手术进行得非常顺利，经过一段时间的恢复，张大妈的视力明显改善，黑影和视觉扭曲的症状也大为缓解。她感到非常庆幸选择了到复旦大学附属眼耳鼻喉科医院就诊，并成功接受了黄斑外加压手术。在术后的复查中，医生确认了尽管张大妈的视网膜还有部分未复位，但是黄斑裂孔已经完全闭合，因此视力也得到了很大的改善。张大妈非常感激医生和整个医疗团队。

张大妈的故事传播开来，成为了该医院治疗高度近视黄斑裂孔合并孔源性视网膜脱离的一个成功案例。越来越多的患者前来咨询和接受类似的治疗。复旦大学附属眼耳鼻喉科医院的眼科专家们也在不断努力和攻关，为更多的患者提供更好的治疗。

张大妈的经历告诉我们，在面对眼部疾病时，及时就医、寻求专业的医疗意见非常重要。通过与医生充分沟通、了解不同治疗方法的优缺点，可以做出更适合患者病情的选择。同时，合适的手术和科学的护理也是确保治疗效果和预后良好的关键。

高度近视患者的眼球会轴向逐渐延长，48% 的病例伴有后葡萄肿。这就导致了眼部结构的机械性拉伸，视网膜、脉络膜变薄，因而引起这类患者患有特定牵拉性疾病的风险增加，如伴有或不伴有视网膜脱离的黄斑裂孔，黄斑劈裂等。对于这些患者，有多种手术方法可供选择，其中之一就是黄斑外加压手术。

黄斑外加压手术是一种可逆的手术，通过施加外加压来抵消眼球后突的牵拉力，可以改善由于高度近视患者黄斑裂孔源性视网膜脱离的解剖和功能。

过去，黄斑外加压被认为是一种具有挑战性的手术技术，需要比玻璃体切割术更长的学习曲线。此外，由于手术过程中可能对周围眼部结构造成潜在损害，加压器也可能对周围的眼部结构（如涡状静脉和睫状后短动脉，视神经和眼外肌）等造成压迫，这个手术并未广泛应用。

高度近视与其他疾病

王文吉

高度近视最终可导致完全失明的病变，除上述的发生视网膜脱离外，另一种就是发生了青光眼。高度近视是青光眼的一个重要危险因素，也就是说，有高度近视的患者，相对容易得青光眼。而且由于高度近视的眼球，原来视力就差，有了青光眼，患者往往不易发觉，常将视功能的进行性损害归咎于自己的高度近视，不去看医就诊，从而耽误了治疗。同样的情况有时也存在于医生的检查上，青光眼特征性的视盘改变与眼压增高，在高度近视眼中可能都不突出，因此较难发现患眼还合并有青光眼而延误治疗。

高度近视为什么容易合并白内障？

高度近视患者更容易患白内障，主要体现在白内障发病更早（40~50岁即可发生白内障）、进展更快、核性白内障发生率更高。相较于常见的老年性白内障，高度近视白内障已逐渐被认为是一种相对独立的白内障类型。一般认为，这是高度近视眼内病理微环境所导致的。高度近视不仅仅是屈光度数的改变，由于眼轴的极度拉长，高度近视的眼球像膨胀的气球，眼内结构形态、功能和分子表达发生相应变化。研究表明，高度近视眼内氧化应激、炎症水平显著升高，造成晶状体蛋白表达异常，这可能与高度近视白内障的发生发展有关。

高度近视合并白内障的后果如何？

当发生高度近视白内障时，随着晶状体混浊程度增加，视力会进行性降低。此时需要进行白内障手术，通过超声乳化、吸除混浊的晶状体，并植入人工晶状体来恢复视力。然而，相较普通白内障手术而言，高度近视白内障手术风险更高。一方面，由于多数人工晶状体计算公式是根据正常眼轴设计的，高度近视人工晶状体度数计算难度更大，影响术后屈光的精准预测。另一方面，由于眼球结构（包括晶状体悬韧带、玻璃体、视网膜等）的病理延长，高度近视患者白内障术中更容易出现后囊膜破裂等并发症，术后更容易出现视网膜脱离、人工晶状体位置改变（倾斜、偏心，甚至脱位）、黄斑囊样水肿、眼压升高等并发症，影响手术效果和视力预后。

高度近视白内障手术人工晶状体如何选择？

对于高度近视白内障患者，屈光性白内障手术不仅可以解决白内

近视、黄斑病变和视网膜脱离

障问题，还可以有效矫正屈光不正。植入人工晶状体就像在眼内植入了一枚镜片，镜片度数根据眼部生物学测量结果进行公式计算而确定。人工晶状体可以分为单焦点和多焦点人工晶状体。单焦点晶体可以实现术后在一个焦距处看得清晰（如果看近清楚，看远就不清楚；如果看远清楚，看近就不清楚），而多焦点晶体可以实现在多个焦距处看得清楚（既能看手机，还能玩电脑，甚至能开车）。

高度近视白内障患者人工晶状体的选择主要考虑患者需求和眼部情况两个方面。例如，有些患者长期从事近距离工作，没有看远的需求，这时植入一枚经济实惠的单焦点人工晶状体，并保留一定的近视度数，即能较好满足患者的日常生活、工作需求。另一方面，多焦点人工晶状体对于植入后位置稳定性及患者眼睛本身条件有更高的要求。高度近视眼晶状体囊袋（人工晶状体放置的地方）通常直径更大，导致术后人工晶状体更容易发生位置改变；高度近视患者也更容易合并玻璃体、视网膜病变；由于多焦点人工晶状体复杂的光学设计，这些因素都可能影响高度近视眼植入多焦点人工晶状体后的视觉效果，造成患者术后满意度降低。近视程度越高、眼轴越长的患者，上述风险发生可能性更高。

因此，对于高度近视患者，多焦点人工晶状体的选择通常较为慎重。然而随着人工晶状体计算公式准确性提高、晶状体更新迭代，高度近视患者的选择也越来越多。当患者需求较为强烈、眼底情况较好、术前评估提示人工晶体移位的可能性较小时，可以考虑植入合适的多焦点晶状体。此外，根据有无散光矫正的功能，单、多焦点人工晶状体还可以进一步分为散光矫正型和非散光矫正型，为高度近视合并散光的白内障患者提供了进一步矫正屈光不正的选择。

高度近视更容易合并青光眼吗？

高度近视最终可导致完全失明的病变，除上述发生的视网膜脱离外，另一种就是发生了慢性青光眼。高度近视是青光眼的一个重要危险因素，也就是说，有高度近视的患者，容易得青光眼。而且由于高度近视的眼球，原来视力就差，有了青光眼，患者往往不易发觉，常将视功能的进行性损害归咎于自己的高度近视，不去看医就诊，从而耽误了治疗。同样的情况有时也存在于医生的检查上，青光眼特征性的视盘改变与眼压增高，在高度近视眼中可能都不突出，因此较难发现患眼还合并有青光眼而延误治疗。

如何发现青光眼呢？

高度近视有视功能的减退，但其进展速度是缓慢的。如果发现在较短时间内出现明显的视功能下降，超出高度近视应有的进展速度时，就要怀疑是否还有其他因素存在，需做进一步的检查与了解。其中一项就是视野检查。青光眼有其独特的视野改变。另一项检查就是测定眼压，不过高度近视合并有青光眼的患者，眼压可能不高，在正常范围内。还有就是家族中有无青光眼患者，这也提示患者是否也有患青光眼的可能。除了青光眼外，有视野缺损与视神经萎缩的患者，还要排除颅内的病变，尤其是肿瘤，必要时要做头颅的影像学检查，即 CT 与 MRI 检查，并请神经科会诊以明确诊断。

高度近视合并青光眼的后果如何？

如上所述，高度近视合并青光眼较难发现，故常延误诊治。即使确诊后，其治疗也比一般青光眼更为复杂与艰巨，治疗效果也较差，有时很难完全阻止病情的进展。总之，它需要更为细致的检查与周密的长期观察，这些患者以让青光眼专家来诊治为好。

还有哪些疾病可引起视网膜脱离？

视网膜脱离是视网膜与其下的色素上皮相互分离，这一分离使原来紧靠视网膜并为它提供营养的脉络膜的养料不再能直接输入到视网膜，久而久之视网膜因失去营养而失去其功能。视网膜脱离大体可分三种，第一种称孔源性视网膜脱离；第二种为渗出性视网膜脱离；第三种称牵引性视网膜脱离。其中以第一种孔源性视网膜脱离最多见。孔源性视网膜脱离需要及时进行手术治疗，否则眼睛将永久失明。

什么叫孔源性视网膜脱离？

眼球后部 4/5 的空间为玻璃体所占据。玻璃体是凝胶样物质，类似鸡蛋的蛋清。胶样的蛋清放置久后，蛋清中的水分就会被析出来。人类的玻璃体也存在同样的情况，由于年龄增长或因高度近视等因素，原来是凝胶状的玻璃体，也会有水分析出来，这种现象医学上称之为玻璃体液化。玻璃体液化后，如果恰恰视网膜上也发生了裂孔，那么液化玻璃体中的水分就很容易地经过视网膜裂孔，窜入到视网膜的下面，迫使视网膜脱离与下方的结构，色素上皮分离。这种由于视网膜发生了裂孔而产生的视网膜脱离，就称之为孔源性视网膜脱离。它需要进行手术治疗，手术的关键是封闭裂孔。裂孔一旦被封闭，玻璃体内的水分就不再能进入视网膜下。原来已存在视网膜下面的液体，也可在术中将它引流出来，或者让它自己吸收，这样视网膜就又恢复到它原来应有的位置并实施其功能。

什么叫渗出性视网膜脱离？

渗出性视网膜脱离则是另一种情况，它是指视网膜或者脉络膜发生了炎症，如通常说的葡萄膜炎或视网膜炎。如果拿我们都能眼见到的皮肤炎症为例，皮肤的炎症如疮、疖，无一例外地都表现为皮肤的肿胀，并伴有红、痛。皮肤为什么会肿胀呢？是因为皮肤组织中的血管受炎症刺激而扩展，血管扩展的结果，使血管中的血浆及血球进入周围的组织中，这就造成皮肤肿胀。同样的变化也出在视网膜与脉络膜的炎症中，只不过不像皮肤能用肉眼见到罢了。视网膜与脉络膜的血管也因炎症而扩展，继而血浆及血球渗出，渗出不但发生在视网膜与脉络膜的组织中，还可积聚在视网膜下方的间隙中，间隙因积液而扩大造成视网膜与其下方的组织分离，这就叫渗出性视网膜脱离。渗出性视网膜脱离还见于全身疾病如严重高血压、肾病晚期、妊娠毒血症以及白血病等。其他如视网膜、脉络膜上长了肿瘤，不论其性质为良性或恶性，或者身体其他部位的晚期恶性肿瘤转移到脉络膜，都可发生渗出性视网膜脱离。

渗出性视网膜脱离该如何治疗呢？

渗出性视网膜脱离的治疗主要是针对病因。由炎症引起的应进行抗炎治疗。由全身病引发的治疗全身病。而由肿瘤导致的，如肿瘤为良性，可以观察或作手术切除；恶性肿瘤行放射、化学治疗或肿瘤切除，大的恶性肿瘤往往需要摘除病眼。

什么叫牵引性视网膜脱离？

想象一下，视网膜既然可以因为它下面的积液将它向上顶起，离开脉络膜及色素上皮产生视网膜脱离，当然也可以通过玻璃体里面的牵拉力量将它从色素上皮上拉开，同样也造成视网膜脱离。这种因玻璃体内的牵拉力量而造成的视网膜脱离，就称为牵拉性视网膜脱离。它源于玻璃体内生长了具有牵拉能力的纤维组织。那么什么疾病会在玻璃体内产生具有牵拉能力的纤维性组织呢？最常见的有两种疾病，一是眼睛遭受外伤，特别是受到刀、剪刺伤；二是长期糖尿病的患者出现了糖尿病晚期并发症，发生了糖尿病视网膜病变，并进入后期，可发生牵引性视网膜脱离。

怎样治疗牵引性视网膜脱离呢？

虽然三种视网膜脱离发生的病因与发生机理不全一样，但殊途同归，其结果都是使视网膜失去营养最终导致功能的丧失。不过，牵拉性视网膜脱离不像孔源性视网膜脱离，会迅速进展，它一般进展较慢，有时也可以在一段时间内都不见发展，保持稳定。如果视网膜脱离的部位不在黄斑的话，那就可以定期检查而不急于手术。但如果脱离的部位在黄斑，即使不见脱离发展范围扩大，也要及时治疗，以挽救残余的视力。治疗牵引性视网膜脱离，主要通过玻璃体手术，将玻璃体内的牵引组织清除，使视网膜恢复原位。

糖尿病为什么会产生牵引性视网膜脱离？

这得从糖尿病对视网膜的影响说起。长期血糖增高，视网膜上的微血管发生变化，开始是它的功能出现障碍，微血管内的血液成分即血浆与血球，不再完全被关在血管内，可以渗漏到视网膜中，出现视网膜水肿、肿胀以及出血和渗出。病变进一步发展进入晚期时，视网膜血管变狭窄，血液流入减少，产生视网膜缺血。视网膜的缺血，通过一系列的生物反应，刺激视网膜产生新生血管，所谓新生血管是指这里原来并无血管，是在缺氧的刺激下，长出许多新生血管，糖尿病的新生血管可以生长在视网膜上，或是在视神经乳头即视神经的起端上。在长出新生血管的同时，血管周围往往还伴随着纤维组织，构成血管纤维组织。这种带有纤维组织的新生血管先是长在视网膜表面，然后再从视网膜长到玻璃体中，故与视网膜有着紧密的联系；而伴随的纤维组织具有收缩功能，收缩后就牵连了与它紧密相连的视网膜，造成视网膜脱离。这种牵拉性视网膜脱离，是糖尿病视网膜病变后导致患者失明的重要原因。

听不少糖尿病患者说他们看不见时，医生说是出血了，它是怎样产生的？

刚才我们提到，糖尿病后期，在视网膜上可以生长许多新生血管，这些新生血管在一些力量的作用下，如受玻璃体内纤维组织的牵拉、屏气、咳嗽，或者无任何可以查见的原因，血管破裂，血液从视网膜进入玻璃体中，使原本还透明的玻璃体变得混浊，造成视力立即下降。这是晚期糖尿病视网膜病变最常见的一种并发症，称玻璃体出血，也是糖尿病患者发生视力下降的常见原因。玻璃体出血后，即使不加治疗，血液也会逐步吸收，视力也随之渐渐好转。但好景不长，由于新生血管的存在，这些极脆弱的血管还会发生第二次，第三次甚至更多次的出血。一次次的出血，使视力一次次下降，最后可能只能辨别光亮的有无。

晚期糖尿病失明的原因主要是出血与牵引性视网膜脱离，该怎样预防呢？

预防分几个步骤。

我们先从糖尿病说起。糖尿病视网膜病变都发生在得了糖尿病，而且有了一段时间以后，如十年、二十年；并且随着患糖尿病时间的增长，发生糖尿病视网膜病变的机会也逐年增多。

患了糖尿病后，怎样才能减少或避免发生糖尿病视网膜病变呢？根据欧美几个搜集了大量患者资料并进行了长期观察的研究资料显示，严格控制血糖能够延缓糖尿病视网膜病变的发生，或者减轻它的严重程度。所谓严格控制血糖，不仅是一次血糖检查要在正常范围内，一天内血糖检测也应达到正常。除严格控制血糖外，其他全身病患，如常与糖尿病伴随的高血压，高血脂也都要加以控制。尤其是高血压更要有效地控制。对糖尿病患者来说，血压最好收缩压能控制在150mmHg以下，舒张压在80mmHg。

糖尿患者，怎样才能知道自己患了糖尿病视网膜病变呢？

糖尿患者是否患了糖尿病视网膜病变，绝不能依靠视力好坏或视力是否下降来判断。等到视力出现下降时，视网膜病变已经很严重了，已遭损害的视力可能已无法挽回了。因此糖尿病患者，绝不能到自感视力下降时才就医。我们要求那些Ⅰ型糖尿病患者，发病5年后，要到眼科门诊进行定期眼睛检查；而对Ⅱ型糖尿病患者，一发现自己患了糖尿病，就应尽快到眼科门诊检查眼底视网膜。这是因为Ⅱ型糖尿病较隐蔽，患者往往不知道自己什么时候得了糖尿病，不少患者往往因为其他疾病到医院看病，经常规检查，才发现患了糖尿病。这时，可能糖尿病已存在相当一段时间，眼底视网膜也可能已经发生了糖尿病视网膜病变，故需要立即做眼底检查。

眼科医生将怎样为糖尿病患者检查呢？

对糖尿病患者，眼科医生需要做全面的检查，包括双眼的视力、矫正视力、眼球的位置与运动、晶状体是否透明，更重要的是要放大两眼的瞳孔，进行详细的眼底检查，了解视网膜是否存在由糖尿病引起的视网膜病变。最好还能拍眼底照片，如实记录下当时的眼底情况，以备今后复查时作对照。

做过一次检查，以后还要再查吗？

经过首次检查，视网膜如果完全正常，以后每年复查一次，并将检查结果记录在案。如果发现视网膜上有出血、渗出等糖尿病视网膜病变，则应根据病变的范围、轻重，决定以后每年复查的次数。一般轻症可每半年检查一次，而对重症，则要求每3个月复查一次。

每年进行一次或多次检查的目的是什么呢？

目前对糖尿病视网膜病变的首选治疗是用激光做光凝，但用激光治疗糖尿病视网膜病变的同时，也对视网膜组织有一些伤害作用，但其治疗效果毕竟要超出它的副作用。因此在全球，目前仍以激光治疗为主要手段。不过具体实施中，应掌握最佳治疗时机。过早治疗，可能是不必要的，徒增对患者的伤害，而过迟治疗又可能错过治疗时机。这只有通过医生的定期检查来确定何时需要做激光治疗，这就是为什么糖尿病患者要定期到眼科检查的道理。

激光治疗的目的是什么?

激光治疗对糖尿病视网膜病变的两种病变有作用。一是糖尿病视网膜病变出现黄斑水肿时。前面不止一次提到,黄斑是视力最敏锐的区域,如果黄斑区因糖尿病发生了水肿,视网膜组织肿胀,就会有视力的下降。这时可通过黄斑区的激光治疗使水肿减退,恢复部分视力。另一种很重要的情况是当视网膜或视乳头发生了新生血管,怎样使这些新生血管隐退,不发生玻璃体出血,不产生牵拉性视网膜脱离,这两种主要令糖尿病患者失明的病变,也要靠激光对除黄斑及周围区域外的全部视网膜进行激光光凝治疗,才能使新生血管消退,保护患者视力。因此在目前阶段,激光是治疗糖尿病视网膜病变的主要手段。

发生了玻璃体出血,又该怎样治疗呢?

如果患者在视网膜出现新生血管时,未进行适时或足量的激光治疗,新生血管一旦破裂,发生玻璃体出血,少量的出血可能会自行吸收,我们可观察数周,当血液吸收,视网膜能够看清时,立即补做激光光凝,防止以后再出血。但如出血迟迟不吸收,或反复出血,无法做激光时,此时只有做玻璃体手术,通过手术将玻璃体内的积血清除,并在术中完成视网膜光凝。玻璃体手术一来可清除玻璃体中的积血,恢复患者视力;更重要的是,在清除血液后,立即完成激光治疗,避免再出血,对患者有利。

已经发生牵拉性视网膜脱离,视力还能挽救吗?

牵拉性视网膜脱离标志着糖尿病视网膜病变已经进入最后阶段。

此时也只有通过玻璃体手术，将玻璃体内以及视网膜上的纤维性牵拉组织清除干净，使视网膜获得松动、解脱，视网膜才可能恢复到正常的位置。但往往由于晚期糖尿病视网膜病变常伴有广泛的视网膜血管闭塞以及视神经萎缩等改变，视力恢复常很有限。而且手术操作复杂、难度大，并发症多，手术成功率也低，仅 60% 左右。不过与不做手术，任其发展到视网膜全脱离以致视力全部丧失相比较，仍以选择治疗为好。如果治疗成功，即视网膜得到复位，往往就能长期保留住这一在常人看来十分低下，往往还不到 0.05 的视力，但对患者来说已是十分可贵，完全可以依靠它来自理生活，提高生活质量，减少对家庭、社会与国家的负担。

糖尿病引起的失明能预防及治疗吗？

回答是肯定的。通过严格控制血糖、血压、血脂等，以及定期到眼科医生处进行眼底检查，及时发现并进行激光光凝治疗，可以做到防止糖尿病引起的失明。即使病变已进入晚期，及时做玻璃体手术，仍可挽救患者部分视力。

视网膜脱离

江 睿

基本概念

与视网膜脱离相关的眼球结构有哪些?

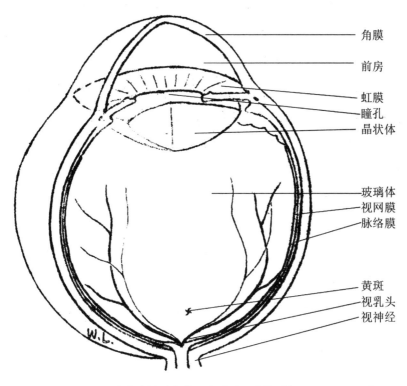

眼球的解剖结构示意图（王玲绘图）

角膜

前房

虹膜
瞳孔
晶状体

玻璃体
视网膜
脉络膜

黄斑
视乳头
视神经

由于视网膜的功能与眼球的其他组织密切相关，谈到视网膜就需要同时介绍眼球的其他结构。眼球壁由外、中、内三层膜构成。最外层由前部透明的角膜（俗称"眼黑"）和后部瓷白色坚韧的巩膜组成，它们共同组成眼球的外壳，起着维持眼球外形、保护眼内组织的作用。眼球壁的中层是富含血管和色素的组织，称为葡萄膜。葡萄膜从前向后分别为虹膜、睫状体和脉络膜。葡萄膜的主要功能为营养眼球。同时虹膜的肌肉控制瞳孔的大小，可以调节进入眼球的光线的强度，保护视网膜；睫状体可以调节晶状体的屈光力，使入射光线可以准确聚焦于视网膜，同时睫状体还是产生房水，维持眼内压的重要组织。位于最后端的为脉络膜，与视网膜的关系最为密切，由于其位于视网膜的外层，负有营养视网膜外层的重要作用，尤其是黄斑部位的营养供应完全依靠脉络膜，另外脉络膜由于富含色素，可以起到遮蔽光线、保证眼球内部的暗房状态的作用。

视网膜在眼球的后极部，正对光线的入射方向，有一重要的功能区称为黄斑。黄斑区是视觉最为敏锐的区域。感光细胞中负责明视觉，精细分辨觉和色觉的视锥细胞在这一部位最为密集，尤其是在黄斑中央有一小凹，称为黄斑中心凹。黄斑中心凹主要由视锥细胞构成，而且视锥细胞与其上级神经元为一一对应的关系，因此这里的视觉最为敏锐。

在眼球后极部靠近靠近鼻子的一侧（医学称鼻侧）可以看到直径约 1.5 毫米的近似圆形的白色区域，为视神经乳头。是视网膜的神经纤维离开眼球穿出脉络膜和巩膜之前的聚集处，也是视网膜血管进出眼球的部位。视乳头其实是眼内段视神经的末端，因此视神经是人体内唯一可见的神经。

视网膜与前部的睫状体上皮相延续，其间的分界如同锯齿一般，称为锯齿缘，其实锯齿缘的"锯齿"形态比较平缓，与牙齿齿龈的轮廓线更加类似。锯齿缘的位置在眼球赤道（即最大径之前），其中在上方和鼻侧更加靠前，下方和靠近耳朵的一侧（医学称颞侧）更加靠后。视网膜在视乳头和锯齿缘部位与脉络膜的联系紧密而且牢固，因此在发生视网膜脱离时，视网膜脱离的范围往往止于锯齿缘，而视乳头对视网膜脱离的分布范围也有决定性的影响。

什么是视网膜？

视网膜是衬于眼球内壁的一层菲薄的神经组织，外界的光线通过角膜和晶状体聚焦在视网膜，由视网膜将入射光线的光信号转化为神经冲动的电信号，传导到大脑。如果把眼球比喻为一部照相机，前部的角膜和晶状体相当于镜头，视网膜就相当于照相机的底片。眼球成像的原理就是小孔成像。小孔成像在我国春秋时期即有研究，《韩非子·外储说左上》中记载了世界上最早的小孔成像——豆荚映画，墨子也曾对小孔成像术在《墨经》中进行了精彩和系统的阐述。墨子对光学很有研究，他的光学实验是这样进行的：在房门上钻一个小孔朝向朝阳的地方，让一个人对着小孔站在屋外，在阳光的照射下，屋内相对的墙上出现倒立人像。这其实是阐述光的直线传播原理的光学实验，即光从上往下直射，人的头部与足部成倒影，成为后代摄影技术的先声。而照相暗盒英文原文（camera obscura）的字面意思就是"黑暗的屋子"。

从小孔成像的原理我们也可以看出，视网膜上成的像和实际形象是相反的，上方的视网膜接受的是下方物体的影像，下方视网膜接受的是上方的影像，左右亦然。也就是说我们日常看见的东西是反过来的，人头朝下、桌脚朝天。视网膜接受的影像传递到大脑后经过大脑的综合作用使得影像又重新翻转过来，变成我们最终脑海中的形象，这种大脑的综合作用是适应的结果。有人做过这样的实验，实验者头朝下观察外界，起先会感觉"翻天覆地"，世界翻转。经过一段时间后，他看到的影像就会重新天地逆转，仍然是人头朝上，桌脚朝下。我们眼科医生特别有这样的体会，医生用来观察视网膜的间接眼底镜和前置镜都是上下左右通通颠倒的影像，初学者很是困扰，但经过不断的练习和使用，医生很快就会适应，不仅可以自如地使用这些检查设备，甚至感觉不到影像的颠倒，这些都是大脑经过训练，重新适应的结果。

视网膜有哪些主要结构？

视网膜在组织学上共分为10层，由外而内分别为：视网膜色素上皮层、视锥视杆层、外界膜、外核层、外丛状层、内核层、内丛状层、神经节细胞层、神经纤维层、内界膜。视网膜由神经外胚叶发育而来，除了视网膜色素上皮之外的9层称为神经上皮，为透明组织。色素上皮细胞内则富含色素颗粒，构成视网膜神经上皮的外屏障。但由于视网膜神经上皮和色素上皮在胚胎发育时由不同层发育而来，因此在这二者之间有一个潜在的腔隙，视网膜脱离也发生于此处。

视网膜色素上皮是排列整齐的单层细胞层，细胞呈六角形，其顶端靠近神经上皮的一侧，有含色素的细胞突起，伸向感光细胞的外节段，与视网膜的光化学作用关系密切。色素上皮可以分泌一种水泥样物质，称为感光细胞下基质，加强了视网膜神经上皮与色素上皮之间的黏附性。视网膜色素上皮还有一个重要的功能，即"泵"功能，可以将神经上皮下的液体迅速排出到脉络膜，这些功能在生理状态下保持了视网膜神经上皮与色素上皮的贴附。在病理情况下色素上皮细胞进入玻璃体腔，可以在玻璃体和视网膜表面活跃增生，形成膜状增殖。

玻璃体问题

什么是玻璃体？

　　玻璃体是充填于晶状体和视网膜之间的透明胶状物，位于眼内后 4/5 的部位。玻璃体的主要成分 99% 为水，其余主要为胶原和透明质酸，还有微量的氨基酸、蛋白质、葡萄糖和电解质。玻璃体是无血管的透明胶体结构，由胶原纤维构成网状骨架，透明质酸分子则呈不规则的螺旋状并互相缠绕充填于胶原纤维构成的骨架内形成海绵状结构。由于透明质酸有强大的亲水性，可以与 60 倍其重量的水分子结合，从而形成透明的凝胶状组织。这一胶体结构可以用鸡蛋的蛋清来比喻，小朋友喜欢吃的果冻其实也是琼脂的胶体。

　　玻璃体在正常生理状态下有三大物理特性：黏弹性、渗透性和透明性。黏弹性可以缓冲眼球的震动，从而保持眼球的外形，并使前部的晶状体和后面的视网膜保持稳定的位置。渗透性可以维持眼内组织的新陈代谢和物质交换，使眼球保持必要的眼内液和营养物质。而透明性则保持了眼球腔内的高度透光性，保证外界光线能够顺利通过，聚焦于视网膜。

　　玻璃体的表面由于胶原纤维比较致密，称为皮质。贴于视网膜表面的称为后皮质，之前的称为前皮质。玻璃体位置的固定在于基底部玻璃体与视网膜的紧密粘连。基底部玻璃体位于锯齿缘前后 2~4 毫米处，在此处玻璃体的胶原纤维插入视网膜内界膜，如锚锭般固定住玻璃体，是玻璃体与眼球壁粘连最紧密的部位，几乎不能与视网膜完全分离。玻璃体与视网膜的粘连在视乳头周围的粘连亦较紧密，称为第二基底部，但此处的粘连随年龄的增加而逐渐减弱。另外在黄斑部位和视网膜大血管旁玻璃体与视网膜的粘连也很紧密。

什么叫玻璃体后脱离？

所谓玻璃体后脱离，是玻璃体的后皮质与视网膜表面分离。在年轻时玻璃体是成形的胶状物体，完全充填于玻璃体腔。玻璃体的后表面胶原纤维组织增厚称为后皮质，与视网膜表面紧密相贴。当生理性或病理性情况下，出现玻璃液化，使得玻璃体后表面离开视网膜，即为玻璃体后脱离。这时候在玻璃体后皮质与视网膜之间即为液化的玻璃体（其实就是水）充填。玻璃体后脱离又根据是否已经累及玻璃体的第二基底部（视乳头周围）而分为不完全后脱离和完全后脱离。

玻璃体后脱离是一种缓慢的年龄相关性变化，起于玻璃体液化，当液化腔扩展突破了玻璃体后皮质后，便会出现局灶的玻璃体后脱离，此处玻璃体后皮质与视网膜分离，但周围的玻璃体后皮质仍然与视网膜相贴。由于重力作用和眼球运动时液化玻璃体的冲击，局灶的玻璃体后脱离逐渐扩展，直至视乳头周围的玻璃体也与视网膜分离开

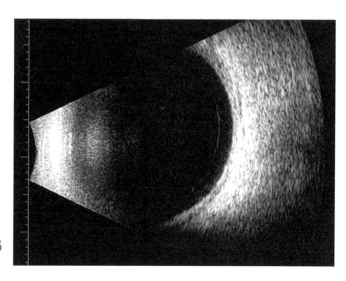

玻璃体后脱离的 B 超图像

来，此时即为完全性玻璃体后脱离，此前均为不完全玻璃体后脱离。在某些病理状态下玻璃体后脱离会提早或迅速出现。

为什么会发生玻璃体后脱离？

　　玻璃体后脱离通常是一种年龄相关性的改变，即一种自然的老年性变化。随着年龄的增长，玻璃体纤维支架中的透明质酸分子逐渐解聚，释放出其所结合的水分，称为玻璃体液化。开始时玻璃体内出现一个个小的液化腔，这些小液化腔逐渐扩大，并相互融合，形成大的液化腔。当液化腔扩展到玻璃体后皮质，并最终突破玻璃体后皮质，大量液体进入玻璃体后皮质之后，使得玻璃体后皮质与视网膜分离开来称为玻璃体后脱离。玻璃体液化在物理学上可以归于胶体稳定结构的破坏，大分子物质析出。日常生活中，我们可以发现新鲜鸡蛋的蛋清是透明而有一定弹性的，但贮存过久的鸡蛋的蛋清往往就是水样，中间还有一些细小的混浊物，这实际上也是蛋清的胶体结构被破坏，蛋清液化了。

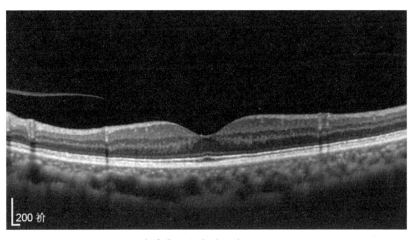

玻璃体后脱离的眼底OCT

除了年龄增长可导致玻璃体的液化变性，在病理情况下，如炎症、出血、外伤、长期眼内异物等也可以导致玻璃体的纤维骨架结构的溶解和破坏，出现玻璃体变性和液化，导致玻璃体后脱离。高度近视眼的患者，玻璃体液化和后脱离的发生更加早，甚至年轻时就会出现。

发生玻璃体后脱离时有什么感觉？

玻璃体后脱离的患者并无疼痛或者不适的感觉，仅仅会感觉到眼前出现黑影——飞蚊征或者出现闪光感。

发生玻璃体后脱离后，尤其是玻璃体后脱离发展到玻璃体的第二基底部，即视乳头周围的玻璃体也与视网膜分离开来，称为完全性玻璃体后脱离。这时玻璃体腔内可以看见一个半透明的环形混浊物，称为 Weiss 环，这是视乳头周围致密的玻璃体和视乳头表面的神经胶质组织被撕脱形成的。起初为环形，后逐渐变为不规则的弧形或团块状混浊。由于 Weiss 环的位置距离视觉最为敏锐的黄斑区非常接近，最易被发觉，患者即会感到眼前有大的黑影，呈环状，或者扭曲的环状。这种环状的黑影大而且不透明，更加容易被发觉，往往是患者就诊的主要原因。

在玻璃体后脱离时，由于有玻璃体液化，玻璃体内出现各种点、线、网状等形态的混浊物，患者会感觉眼前有黑影浮动，这种黑影通常较小，与玻璃体混浊的形态一致，也呈各种点、线、网状等形态，可以透明也可以半透明。

当玻璃体后脱离牵拉视网膜，或者后脱离的玻璃体撞击视网膜表面，患者会有眼前闪光感。这种闪光感如同闪电在眼前划过，在眼球运动时会频繁出现，尤其在晚间或者光线昏暗的情况下，更易被发现。

当后脱离的玻璃体撕破视网膜，使得视网膜的血管破裂，便会有血液进入玻璃体腔。这时眼前会感觉有浓密的黑影出现，如果出血量大，甚至会遮盖患者的视线，导致视力严重下降。

玻璃体后脱离有何危害，它是视网膜脱离的前兆吗？

单纯的玻璃体后脱离并不会导致视网膜脱离。虽然玻璃体后脱离是视网膜脱离的一个重要的发病因素，但多数玻璃体后脱离是一种无害的生理变化，并不是视网膜脱离的前兆。

说到玻璃体后脱离是视网膜脱离的发病因素，是因为玻璃体后脱离的液化玻璃体提供了视网膜脱离的视网膜下液的来源，一旦视网膜有裂孔，这些液化的玻璃体（水）就有了进入视网膜下的途径，视网膜脱离的危险性就会大大提高。

玻璃体后脱离后，浓缩的玻璃体在眼内飘荡，会牵拉视网膜，如果同时在患者眼底由于既往的变性、炎症或外伤已有玻璃体视网膜异常粘连时，后脱离会造成该处的牵引，可以撕破视网膜，出现视网膜裂孔，液化玻璃体经过裂孔进入视网膜下即会产生视网膜脱离。

当然脱离的玻璃体如果撕破视网膜，使得视网膜的血管破裂，便会有血液进入玻璃体腔（称为玻璃体出血）。如果撕破了视网膜的大血管，导致大量出血，患者就会出现严重的玻璃体积血，视力严重下降。同时严重的玻璃体出血也会影响医生对眼底视网膜的观察，不能及时治疗视网膜的破孔，容易发生视网膜脱离。

什么是飞蚊征？

所谓飞蚊征就是眼前出现的数量不等的透明或半透明的黑影飘动，因为这些黑影随眼球的转动而运动，当眼球要注视这些黑影时，它也随之飘动不能被注视，就像蚊虫在眼前飞动，因此得名。当然这些"黑影"可以并不发黑，而是灰色，或者完全透明，仅能影影绰绰地被感觉。"黑影"的数量并不一定，从数点到十数点不等，甚至于有密集的黑点。黑影的大小和形态也不恒定，有细丝状、条状、细点状、团块状、圈状、网状……甚至无可名状。

飞蚊征是怎样产生的?

所有可以引起玻璃体混浊性改变的病变都会导致飞蚊征的发生。

飞蚊征最常见的原因是玻璃体液化，玻璃体液化析出水分后其胶原成分凝聚，从而在玻璃体腔内出现大小不等、形状各异的混浊物，这些混浊物随眼球的运动而不断浮动，当其进入视轴投影在后极部视网膜上，即会被感知而出现飞蚊征。此时的飞蚊征的黑影数量较少，且相对透明。

而当玻璃体液化继续进展，出现玻璃体后脱离，尤其是当玻璃体后脱离发展到视乳头周围的玻璃体也与视网膜分离开来，即完全性玻璃体后脱离时，由于此处玻璃体与视网膜的粘连紧密，视乳头表面的神经胶质组织也会被撕脱，形成比较致密的环状混浊物（Weiss环）。这一环状混浊物由于位置接近黄斑，易被发现，而且混浊物大且致密，容易导致患者的困扰，因此常常是飞蚊征患者就诊的主要原因。

上述这些飞蚊征由于并不伴有视网膜的病变，通常称为生理性飞蚊征，当医生进行详细的视网膜检查，排除了视网膜的病变后，并不需要特殊治疗。

但当视网膜已有变性、炎症或外伤导致的玻璃体视网膜异常粘连时，玻璃体后脱离会造成对该处的牵引，一旦撕破视网膜即会出现视网膜裂孔。当视网膜被撕破时会有或多或少不等量的出血进入玻璃体,患者会出现急起的眼前多量黑影和遮蔽感,出血量较大时,或会导致严重的视力下降。这种出血后的病理性飞蚊征,患者往往会发现上升的黑点,其实血是往下沉的,这又可以归结到前面小孔成像所说的视网膜成像是倒像,所以患者感觉在上升。这种伴有视网膜裂孔的玻璃体后脱离发生视网膜脱离的危险大大增加,因此出现上述急起、多量、有遮蔽感的飞蚊征是视网膜脱离的重要的先兆症状。这时检查眼底就会发现眼内有出血和视网膜裂孔,需要进行预防性激光治疗,封闭视网膜裂孔,以预防视网膜脱离的发生。

当然眼部的其他病变,比如葡萄膜炎、玻璃体出血、视网膜血管性病变也会导致玻璃体的混浊,患者同样会出现飞蚊征,这时通过眼科检查可以发现其原发病变,进行对应治疗。

什么是生理性飞蚊征?

章阿姨今年已经快 60 岁了,但身体健朗,眼不花腿不软。虽然周围邻居的好些阿姨都已经要戴老花眼镜了,她却从来不用,再细的针眼她也能一下子穿过去。真是一双好眼睛呀,邻居们都羡慕地说。章阿姨自己也引以为傲。但五一节过后,章阿姨却觉得有些烦扰。那天她在户外和邻居聊天,却觉得右眼前面有了四五团小黑影,淡淡的,像牛毛像细丝,眼睛看到哪,黑影就跟到哪。起先章阿姨还以为是小蚊虫在眼前飞,跟邻居说到底是暖冬,五一才过,蚊子就出来了。可后来才发现是自己的眼睛出问题,因为这蚊子手抓不到,还会跟着眼睛跑。章阿姨以为是疲劳,赶紧回家休息,晚上就好了。可是第二天这讨厌的黑影还在,而且光线越强烈,看得越清楚,尤其是看蓝蓝的天空或者是雪白的天花板时就特别明显;而在阴天或者天色暗淡的时候就不大看得见。儿子听说了这件事,上网搜索了一下,说是眼前突起黑影要防备视网膜脱离，那可是要瞎眼的病。这下章阿姨可吓坏了，赶紧去医院。医生给她把瞳孔扩大，仔细检查了视网膜，认为是生理性飞蚊征，没有关系也不需要治疗，过一段时间不注意它就好。

　　许多患者因为眼前出现细小的黑点或细丝而就诊，有些就像章阿姨一样是刚刚出现的，有些则是有了很长时间，医生检查后也说是生理性飞蚊征。生理性飞蚊征是由于玻璃体液化，浓缩的玻璃体纤维或团块出现在视网膜的前方，当光线明亮时，这些混浊物投影在视网膜上而出现的。由于玻璃体液化是一种生理性的变化，因此这种飞蚊征也就被称为生理性飞蚊征。

　　对于近视眼的患者，他们的玻璃体液化很早就会出现，因此近视眼的患者很早就会有这种飞蚊的征象。大部分人则是在中老年后，出现玻璃体后脱离才会发现飞蚊征，尤其是当玻璃体完全后脱离，Weiss环出现在视网膜前、黄斑周围时。当医生经过仔细的扩瞳检查，排除了视网膜的异常之后，就可以确诊为生理性飞蚊征。

玻璃体后脱离时的飞蚊征与一般飞蚊征有什么不同？

　　通常的飞蚊征是由于玻璃体液化后，玻璃体的凝胶脱水凝缩，其中的有形成分会析出，形成点、线、网状等各种形态的混浊物，悬浮于视网膜前，随眼球运动而摆动。患者即会感觉眼前有与这些玻璃体混浊物形态相对应的透明或半透明的黑影浮动。这种飞蚊通常较小，往往透明，影影绰绰不易发现，只有在光线明亮或者是在白色的明亮背景下才会被发现。由于玻璃体尚未发生后脱离，大部分的玻璃体仍然固定于球壁，因此这种飞蚊往往运动较少，大多为轻微的颤动。

　　玻璃体后脱离的一个显著的临床征象是出现Weiss环，这时玻璃体腔内在视乳头前面可以看见一个半透明的环形混浊物，这是视乳头周围致密的玻璃体和视乳头表面的神经胶质组织被撕脱形成的，为环形。由于 Weiss 环较玻璃体液化时的混浊物更加大而且不透明，因此比一般的飞蚊征的黑影更加大而且不透明，不需要在明亮的光线下就会被发现，因此更加容易被发现。而且玻璃体后脱离的飞蚊有典型的环状形态，或者是扭曲的环状，只有在后期 Weiss 环收缩才会变成不规则的弧形或者团块状。

当玻璃体后脱离时，玻璃体仅仅在基底部固定在眼球壁上，因此玻璃体的活动度较大，患者也会觉得眼睛前面的飞蚊的运动范围很大。

玻璃体后脱离时出现飞蚊征往往会有一些伴随症状，如闪光感。这是一种闪光幻视，是脱离的玻璃体牵拉或者是拍击视网膜而出现的。同样如果玻璃体后脱离对视网膜的牵拉足够强而导致视网膜出现裂孔时，会由于玻璃体腔内出现血液（俗称为玻璃体出血），而导致密集的飞蚊，这种飞蚊往往集中在特定的方向，甚至浓密到遮蔽视线。

玻璃体后脱离与视网膜脱离是一回事吗？

玻璃体后脱离与视网膜脱离是完全不同的两个概念。玻璃体后脱离是玻璃体从视网膜表面分离，原先为玻璃体所占据的空间被水所代替，这并不会对眼的屈光状态和透明性产生影响，原先玻璃体的生理功能也可以为水所替代。因此，玻璃体后脱离如果不发生视网膜裂孔或者玻璃体出血，就是一个无害的生理性变化。虽然玻璃体后脱离导致的飞蚊征会对患者产生一定的困扰，但经过一段时间的适应后，多数患者可以耐受而不再有显著感觉。

视网膜脱离则是视网膜的神经上皮从维护视网膜的功能和营养的色素上皮上脱离开来，这会严重影响视网膜的感光功能。开始的时候由于视网膜离开原来的位置，功能尚未受到严重影响，会有脱离范围的视物扭曲；随着病变的发展，脱离视网膜由于失去了营养供应，视网膜的感光细胞逐渐死亡，会感觉到相应的视物范围的黑矇。如果不经治疗，视网膜脱离会逐渐发展，从部分脱离到全部的视网膜完全脱离，从而使患者完全失明。因此视网膜脱离是一种最终致盲的严重眼科疾病。一旦发生视网膜脱离，如果不经治疗，绝大多数患眼都会堕入完全黑暗的深渊。

怎样处理玻璃体后脱离？

如果发现有明显的飞蚊征、伴有闪光感的飞蚊征、固定在某一方向的飞蚊征，一定要及时到眼科就诊。

眼科医师会对眼球进行仔细检查，并且会在扩大瞳孔后进一步检查视网膜的情况，如果排除了视网膜裂孔和玻璃体对视网膜的牵引之后，就可以放宽心，生理性飞蚊征或者是玻璃体后脱离是正常的生理变化，就像年纪大了都会有白头发一样，没什么可担忧的。

但如果医生发现了视网膜上面由于玻璃体牵拉出现的破口，就要及时的进行激光治疗，将视网膜的破孔封闭起来，以预防视网膜脱离的发生。

如果仅仅是玻璃体对视网膜有牵引，视网膜还没有被撕破，这时医生就会根据具体的牵引情况来作决定。对于牵拉明显而且被牵拉的视网膜也有明显的变薄，行将出现视网膜裂孔的患者，会建议进行激光治疗。当然大部分的患者都不需要治疗，只需定期随访即可。

视网膜脱离的基本概念

什么是视网膜脱离？

视网膜脱离是视网膜的神经上皮与其下的色素上皮相分离。其实是视网膜的膜状神经上皮组织离开眼球壁，脱向玻璃体的一种病理状况。通俗地说，视网膜脱离就是眼球壁最内层的感光组织从眼球壁上脱离开来，就像墙纸从墙壁上脱离一样。

由于在胚胎发育时，视网膜的神经上皮与其下的色素上皮分别来源于不同的组织，因此在视网膜神经上皮和其下的组织之间有潜在的腔隙，在病理情况下容易发生脱离。这是视网膜脱离的根本原因。当视网膜脱离时，原本在视网膜感光细胞与视网膜色素上皮细胞之间的紧密联系遭到破坏，视网膜色素上皮负有支持视网膜感光细胞功能的重要作用；同时原来由脉络膜输运而来的氧供和营养也由于视网膜神经上皮的脱离而不能输送到感光细胞。这样，在视网膜脱离时，视网膜的感光功能受到严重损害。短期的视网膜脱离如果经过积极治疗得以复位，其功能损害尚轻微；但如果长期的视网膜脱离，将会对视网膜功能造成不可逆的致命损害。而且，视网膜脱离后由于视网膜下的液体对眼球的刺激，会造成眼内的严重炎症反应，最终导致眼球萎缩。部分患者甚至由于炎症反应刺激而产生新生血管性青光眼，造成剧烈眼痛，成为眼球摘除的原因之一。

最常发生的视网膜脱离是孔源性视网膜脱离。

为什么会发生视网膜脱离？

根据视网膜脱离发生的原因不同，临床上将其分为孔源性视网膜脱离、牵引性视网膜脱离和渗出性视网膜脱离三类，其中以孔源性视网膜脱离最为常见。

孔源性视网膜脱离顾名思义，是由"孔"造成的，所谓"孔"就是视网膜的破口，即视网膜神经上皮的全层缺损。视网膜出现了破口，其连续性受到破坏，这样眼内玻璃体腔内的液体（液化的玻璃体）就可以通过视网膜的破口进入视网膜下，使视网膜与眼球壁脱离开来。

其实名为孔源，孔源性视网膜脱离并不是单单出现视网膜的全层裂孔就会发病的。孔源性视网膜脱离还有一个重要的条件，就是玻璃体的液化变性，液化的玻璃体提供了进入视网膜下腔的液体来源，因此孔源性视网膜脱离实际上是玻璃体和视网膜共同参与发病的疾病。因此视网膜的疾病通常也会被称为玻璃体视网膜疾病。只有在液化玻璃体进入视网膜下，而且液体的量超出了视网膜色素上皮"泵"功能所能排出的量，才会导致液体在视网膜下的积聚，出现视网膜脱离。由于液体的重力作用，在我们看东西时的眼球运动中不断冲击未脱离的视网膜的边界，如同楔子使视网膜脱离不断发展。有个成语叫做势如破竹，就是说只要在竹竿上打开一个破口，将刀锋嵌入，只需用稍微用力就可以使整个竹子被劈开，这也是对孔源性视网膜脱离迅速发展的形象说明。还可以打个比方，视网膜就象贴于墙壁的墙纸，色素上皮相当于墙纸与墙壁间的胶粘剂，单单墙纸出现破孔，墙纸并不会脱开。但当有水进入墙纸的破口时，其可以使得粘胶剂失效，破孔翘起，这时如果有足够多的水进入破口，其重力作用将会使大片墙纸脱开。准确地说孔源性视网膜脱离的发病过程是：视网膜的变性或由于玻璃体牵拉使视网膜出现全层裂孔，液化的玻璃体经过视网膜裂孔进入视网膜下，形成视网膜脱离。

我们在临床上也发现孔源性视网膜脱离常见于中老年人，尤其是高度近视的患者，这是由于这些人群的玻璃体液化变性和视网膜变性更为普遍或常见的缘故。

牵引性视网膜脱离是在视网膜前或视网膜下出现纤维条索，牵拉视网膜使其脱离。通常发生于眼球外伤、视网膜血管性疾病导致玻璃体积血；增殖性糖尿病视网膜病变等。如果仅仅是牵拉，视网膜下的色素上皮的"泵"功能没有受损，可以对抗视网膜被牵拉的作用力，这种视网膜脱离发展缓慢。临床上经常可以看到糖尿病视网膜病变晚期有牵引性视网膜脱离的患者，其牵引性脱离可以数年甚至数十年不发展。因此牵引性视网膜脱离如果没有累及或即将累及视网膜的重要功能区域——黄斑部，可以不必积极处理，只需临床密切观察。但长期的牵拉可造成视网膜的牵引性裂孔，这时视网膜脱离的性质就会发生根本的改变，变成了孔源性视网膜脱离，视网膜脱离就会迅速发展，这样的情况就需要及时的手术治疗。

渗出性视网膜脱离是由于视网膜血管或视网膜色素上皮功能障碍，来自于视网膜血管或脉络膜血管的液体积聚于视网膜下，是一种继发性的视网膜脱离。常见的原发病变有：视网膜或脉络膜肿瘤、葡萄膜炎、全身血管性疾病、血液病等。渗出性视网膜脱离通常不需要手术介入，只需针对原发疾病进行治疗。只有极少数的特定类型的渗出性视网膜脱离，在针对原发疾病治疗无效的情况下才需要进行手术使视网膜复位。

机体防御视网膜脱离的机制有哪些？

正常情况下视网膜的神经上皮是紧密贴附在其下的视网膜色素上皮上的。保持视网膜神经上皮贴附的机制简单的说有两点：在视网膜内表面的压力和外表面的吸力。

视网膜内表面的压力主要由眼内压形成。眼球内的压力是维持眼球外形的主要力量，临床记录为眼球内压和大气压之间的差值，正常值为10~21mmHg（毫米汞柱）。眼内压是由睫状体不断分泌的房水所维持，任何原因导致睫状体的功能受损，房水分泌减少；或者房水在外伤或术后房水流出增加都会使眼内压降低。过低的眼内压就有可能削弱视网膜贴附的机制而使视网膜脱离，这种脱离是暂时性的，当眼内压恢复正常后，视网膜就会重新复位。

富有弹性的成形玻璃体是支持眼球外形的重要因素，虽然没有对视网膜形成压力，但对视网膜具有支持作用。健康的玻璃体由于其特殊的结构可以锁住水分，使得在其中占99%的水与之形成有弹性的稳定的胶体结构，而不是原本流动性很强的液态水。只有在年龄增加或者炎症、外伤、高度近视等病理情况下，玻璃体的胶体结构解聚，水分重新析出（玻璃体液化），这时发生视网膜脱离的危险性就会大大增加。临床常见视网膜脱离的是高度近视和50~65岁的老年患者就是这个原因。有些年轻的视网膜脱离患者，虽然有视网膜裂孔，但玻璃体没有明显液化，其视网膜脱离往往发展缓慢，而且脱离程度较低。这和成形玻璃体对视网膜的支持作用是密切相关的。

视网膜外表面的吸力主要来自于视网膜色素上皮。首先视网膜神经上皮和色素上皮之间有一种被称为感光细胞下基质的水泥样物质，将视网膜神经上皮的感光细胞与其下的色素上皮紧密胶着在一起。分泌感光细胞下基质是视网膜色素上皮的基本生理功能。视网膜色素上皮还有一个重要的功能，即"泵"功能，可以将神经上皮下的液体迅速排出到脉络膜，形成视网膜外表面的负压，将视网膜神经上皮牢牢"吸"在色素上皮表面。这些功能在生理状态下保持了视网膜神经上皮与色素上皮的贴附。视网膜色素上皮还有重要的屏障作用。视网膜色素上皮是由一层排列整齐的细胞组成的，这些细胞之间是紧密连接。通过这层屏障的只有色素上皮主动摄取的物质。好比是抗洪抢险时，手拉手挡在大坝之前的人墙，而且比人墙的保护作用更强，因为色素上皮还有"泵"功能，穿过人墙的水可以立即被"泵"出。

在病理情况下玻璃体液化、视网膜受牵拉或萎缩出现裂孔，使得液化玻璃体进入视网膜下，超出了视网膜色素上皮"泵"功能所能承受的范围，就会出现孔源性视网膜脱离。

视网膜脱离有什么感觉？

由于视网膜脱离的起病隐袭，患者并无疼痛不适的感觉，常常延误就诊，因此了解视网膜脱离相关的一些症状对于早期发现视网膜脱离是有益的。视网膜脱离的症状主要有眼前黑影、闪光幻视、视野缺损和视力下降。

眼前活动性黑影，是视网膜脱离最常见的先兆症状。由于视网膜裂孔的出现往往伴随着视网膜撕破而出现的玻璃体内的新鲜出血，有统计显示有 60%~70% 的视网膜脱离患者伴有玻璃体出血，这些玻璃体出血在玻璃体内弥散，表现为数量较多，弥散并伴有遮蔽感的眼前活动性黑影，所以眼前活动性黑影往往也是视网膜脱离最早的症状。及时就诊发现视网膜裂孔给予治疗，可以阻断视网膜脱离发生的病理过程。另外，在视网膜脱离之前的玻璃体变性液化的过程中，患者也会感觉眼前黑影，这时如果进行详细的视网膜检查，早期发现视网膜的异常，如变性和萎缩性裂孔，以及玻璃体视网膜的异常粘连，及时给予治疗，也可以预防视网膜裂孔的出现和视网膜脱离的发生。

闪光幻视是患者感觉眼前有突起的闪光感，状如闪电一亮即灭，这种情况尤其在晚间或光线昏暗的场合易被发现。闪光幻视是由于玻璃体液化、玻璃体后脱离时，在玻璃体和视网膜异常粘连的部位，当眼球运动时玻璃体随之摆动，牵拉视网膜，视网膜的感光细胞受到刺激，光电效应紊乱，出现异常神经冲动，传导入中枢而被感知。但更多的时候是在玻璃体后脱离后，玻璃体随眼球运动时拍击或擦过视网膜表面，同样会导致视网膜感光细胞的异常活动出现闪光幻视。这种闪光感通常是无害的。但无论如何，一旦出现闪光幻视，必须要进行眼底检查，以便早期发现玻璃体与视网膜之间的异常粘连、视网膜裂孔、视网膜脱离等，以便及时进行治疗。

由于视网膜的感光细胞的营养供应来自于脉络膜，因此当视网膜脱离使视网膜与其下的眼球壁脱离接触，感光细胞的营养供应即告断绝，感光细胞的功能下降，最终感光细胞逐渐死亡。视野缺损是当视网膜脱离发生后，脱离部位视网膜由于视网膜感光功能下降，出现对应视野范围的缺损。由于眼球与照相机类似，在视网膜上成的是倒像，某一部位的视网膜感受的是其对侧的视野，即上方的视网膜感受下方的视野，下方视网膜感受上方视野，鼻侧视网膜感受颞侧视野，颞侧视网膜感受鼻侧视野。所以，某一部位的视野缺损往往提示对侧范围的视网膜功能异常，最常见的是视网膜脱离。

当视网膜脱离逐渐发展，累及视觉最为敏锐的黄斑区时，患者即会出现明显的视力下降和视物变形。有许多不敏感的患者此时才发现看东西不清楚了。由于视网膜脱离时间尚短，视网膜的感光细胞仍然有一定的功能，但离开了原来正常的位置的视网膜不再像原先那样平整，而是像水面的波纹，有了皱褶，与物像之间的对应关系也告紊乱，视网膜向大脑汇报的信息实际上是扭曲的图像信息，因此患者也会觉得看东西扭曲变形。随着视网膜脱离时间的延长，感光细胞由于缺乏营养，逐渐死亡，患者视力也就进入了不可逆的损害阶段。

当然待到视网膜脱离发展到严重阶段或者晚期时，还会有些症状和体征，其中最为明显的是眼压降低甚至眼球萎缩。这时用手指隔着眼皮轻触眼球，就会感觉眼球塌陷仿佛没有压力，与正常眼球"弹力十足"完全不同。

还有，长期的视网膜下液体的刺激会导致眼球内的血管组织（虹膜、睫状体、脉络膜）发生炎症，导致虹膜睫状体炎和脉络膜脱离，患者可能会感觉到明显的畏光，轻微的光线刺激就会眼皮紧闭，泪流不止；更有甚者，炎症刺激到这些血管组织中的感觉神经，患者就会感觉到剧烈的眼痛。

视网膜脱离引起的眼内血管性组织的炎症还会影响整个眼球的营养供应，导致眼球功能完全丧失。晶状体的营养障碍会导致白内障，患者就会发现在瞳仁里出现白色物。而如果这些炎症刺激导致了新生血管性青光眼，就会使这一已经失去了功能的眼球发生剧烈疼痛，许多患者甚至因此而接受了眼球摘除手术。

什么是视网膜裂孔？

视网膜裂孔的医学定义是在视网膜上出现的神经上皮的全层缺损。其实就是完整的视网膜出现了破口。

由于视网膜是一层透明的薄膜，可以透见其下的色素上皮和脉络膜的颜色，通常呈现为淡粉红色。当视网膜出现裂孔时，在裂孔部位视网膜色素上皮由于没有神经上皮的覆盖，便可以发现与裂孔形态一致的深棕褐色或红色改变。而且，视网膜裂孔的边缘通常由于液化玻璃体的不断冲击，会有翘起，或者称为浅脱离，脱离的视网膜失去透明性，呈灰白色，与裂孔部位的红色形成鲜明对比，容易被分辨。

视网膜裂孔根据其形态和形成的原因分为萎缩性裂孔和牵引性裂

孔，萎缩性裂孔为圆形或椭圆形，牵引性裂孔为马蹄形。萎缩性裂孔通常发生于视网膜变性区内，而牵引性裂孔其牵拉起的盖瓣上有玻璃体纤维的黏附。有时牵引性裂孔被牵拉起的盖瓣完全从视网膜上分离，悬浮于视网膜前，这时裂孔变为圆形，但前面的小盖仍然提示这里曾经存在的牵引。

为什么会出现视网膜裂孔？

视网膜出现裂孔只有两个原因：萎缩和牵引。

视网膜由于种种原因，通常是视网膜变性，视网膜萎缩变薄出现萎缩性裂孔，裂孔呈圆形或椭圆形。或者视网膜表面的玻璃体在玻璃体后脱离时牵引视网膜，于玻璃体视网膜的异常粘连部位牵拉，使视网膜撕裂而形成牵引性裂孔，裂孔的形态为三角形或马蹄形（U状），三角形或 U 形的顶端为玻璃体视网膜牵引的部位。有时候在视网膜的周边部，即靠近锯齿缘和玻璃体基底部的地方，由于大范围的玻璃体视网膜牵引可以导致视网膜的巨大裂孔及锯齿缘截离的出现。可以举一个通俗的例子，旧衣服由于长期磨损，衣服变薄，在最薄的地方就会出现破孔，这些孔是圆形或椭圆形，好似视网膜的萎缩性裂孔，而如果衣服在钉子上被挂破，就会出现三角形的破口，三角形的尖端就是钉子牵拉的地方，如同视网膜的牵引性裂孔。

还有一种特殊的情况，在后极部视网膜表面的玻璃体与视网膜成片粘连紧密，视网膜表面的玻璃体收缩时，对中心部位的视网膜发生切线方向的牵引，使中心部位的视网膜出现裂孔，这一裂孔往往呈圆形。

不同病因的裂孔其发生视网膜脱离的几率以及发生视网膜脱离后其脱离的发展和形态也不一样。在视网膜出现萎缩性裂孔时，裂孔大多比较小，而且眼球运动时，裂孔以侧面迎向液化的玻璃体，因此液化玻璃体大多不能进入视网膜下腔，或者进入视网膜下腔的量有限。就像一扇与风向平行的窗户，虽然窗门打开，但刮进屋内的风还是较小的。视网膜脱离较少发生，即便发生其发展也大多比较缓慢。在尸检眼球中也发现有 6%~8% 的正常人其视网膜有格子样变性和数量不等的裂孔。

　　而在牵引性裂孔出现时，裂孔往往较大，而且由于视网膜的裂孔前有玻璃体牵引，使裂孔边缘直接面对眼球运动时液化玻璃体的冲击，因此视网膜脱离往往迅速发生和发展，视网膜隆起程度也较高。这就象在正对风向的地方竖起来一对喇叭口形状的屏风，在喇叭口的

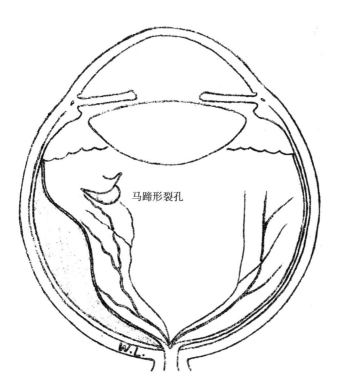

马蹄形裂孔

马蹄形裂孔导致的视网膜脱离（王玲绘图）

末端便可以得到非常大的风力。前面所说的三种牵引性裂孔，即马蹄形裂孔、巨大裂孔、锯齿缘截离，锯齿缘截离由于多发生于儿童和青年，玻璃体的液化不明显，因此视网膜脱离的发生和发展最为缓慢，而马蹄形裂孔和巨大裂孔多伴有完全性的玻璃体后脱离或有巨大的玻璃体液化腔，一旦出现视网膜脱离往往迅速发展。

前面所说的裂孔往往发生于周边视网膜区域，这些部位的裂孔通常不会被患者所感知，只有发生了并发症，如出血、视网膜脱离等，或者在眼科检查时才会被发现。对于最后一种切线方向牵引力引起的视网膜裂孔，通常发生于黄斑区，称为黄斑裂孔。由于黄斑是视力最为敏锐的区域，即便很小的裂孔也会导致严重的视力问题。幸运的是有一部分的黄斑裂孔仅仅是在玻璃体后脱离发生之前才有牵引，而且很少发生视网膜脱离，临床称为特发性黄斑裂孔，当玻璃体后脱离完成后，切线方向的牵引力解除，视网膜裂孔可以自行愈合。但是当高度近视眼的患者发生黄斑裂孔，由于其黄斑裂孔的牵引不但有切线方向的牵引还有玻璃体后皮质残留引起的前后向的牵引，不会随着玻璃体后脱离的出现而解除，通常不会自愈，也很容易导致视网膜脱离。从高度近视眼的基本改变来说，构成眼球壁的巩膜的后部组织向后扩张、膨出，而且后部的视网膜、脉络膜变薄萎缩。这一部位视网膜与下面的眼球壁组织本来黏附力就较弱，有分离的倾向，因此一旦发生视网膜脱离，临床治疗也很困难。

有视网膜裂孔就会发生视网膜脱离么？

视网膜裂孔是孔源性视网膜脱离的前提条件，但有视网膜裂孔并不一定会发生视网膜脱离。用逻辑学的话说，视网膜裂孔是孔源性视网膜脱离的必要条件，但不是充分条件。

大量的尸体眼解剖和流行病学调查都发现在无症状的正常人群中，有 10% 的眼球会发现视网膜裂孔。这些裂孔在被发现之前，被检查者都没有异常的症状，也没有视网膜脱离的发生。同时，视网膜脱离的流行病学调查确定的发病率为 1/10000，同上面 10% 的裂孔发生率相比，可以说只有极少数的视网膜裂孔才最终导致视网膜脱离。

但不同的视网膜裂孔其发生视网膜脱离的危险性大不相同。前面已经谈到视网膜的萎缩性裂孔 – 圆孔 – 由于玻璃体牵引不显著，很少会发生视网膜脱离。视网膜牵引性裂孔发生视网膜脱离的危险性比较大，其原因在于牵引性裂孔往往比较大；而且由于视网膜的裂孔前有玻璃体牵引，使裂孔边缘直接面对眼球运动时液化玻璃体的冲击，因此视网膜脱离往往迅速发生和发展，视网膜隆起程度也较高。当牵引性裂孔的受牵盖瓣完全从视网膜上被撕脱，这时裂孔变为圆形，虽然有悬浮于视网膜前的小盖仍然提示这里曾经存在的牵引，但裂孔周围的牵引已经解除，裂孔不再张大口面对液化玻璃体的冲击，视网膜脱离的危险性也大大降低。

有些视网膜裂孔的边缘翘起，这实际上是在孔缘的视网膜浅脱离，也提示了液化玻璃体对裂孔边缘的冲击。由于随着眼球的运动，液化玻璃体在眼内不断形成涡流冲击视网膜裂孔的边缘，这一冲击是持久不断的，如同大浪淘沙侵蚀堤坝，终会让视网膜在粘连最薄弱的部位脱离开来。

因此有发生视网膜脱离危险的视网膜裂孔是牵引性视网膜裂孔，和裂孔边缘翘起的视网膜裂孔。

出现视网膜裂孔时有什么感觉？

由于视网膜组织并无触觉或痛觉的感觉神经分布，因此在视网膜出现破口，无论是萎缩性的裂孔还是牵拉引起的裂孔，患者都不会有任何的疼痛和不适的感觉。

　　大部分的视网膜裂孔都发生于周边部的视网膜，这一部位的视网膜在视物范围（视野）上所占比例甚小，仅为5%。而且周边部视网膜的视觉感觉也不敏锐，所以患者大多也不能从视觉异常上感觉视网膜裂孔的存在。

　　但是，视网膜裂孔的发生往往会有一些伴发的眼部异常，患者可以通过这些异常来间接发现视网膜裂孔的出现。这些间接征象包括：视网膜出现破口后血管破裂出现的玻璃体出血、视网膜萎缩区周围的玻璃体液化和混浊、甚至局限的视网膜脱离的出现。这些征象所表现出来的眼部症状就是患者所能感受出来的不适，包括固定方位的飞

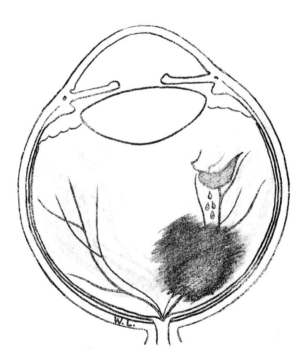

视网膜牵破（马蹄形裂孔形成）导致玻璃体出血（王玲绘图）

蚊、视物暗影或变形、闪光感等。大家也可以注意到，这些症状和前面所谈到的玻璃体后脱离甚至于早期的视网膜脱离的症状很相似，并没有什么特异性。所以一旦有了上述症状，千万不可麻痹大意，自以为是生理性飞蚊而不去检查；也不用杯弓蛇影，认为自己视网膜脱离，背着很大的思想包袱而自怨自艾。只要及时到医院检查，排除视网膜裂孔、视网膜脱离以及其他的眼部疾患就可以安心了。

有一种视网膜裂孔，是发生在视力最为敏锐的黄斑区，称为黄斑裂孔。这种裂孔在发病初始就会产生明显的视觉症状，由于黄斑孔区域没有视网膜组织的存在，患者会觉得视物中央有黑影，而且黑影固定。在黄斑裂孔边缘的视网膜组织由于接触液化的玻璃体，有水肿甚或会翘起（浅脱离），患者就会感觉看到的东西扭曲变形，最常见的是看窗户栏杆变得歪歪扭扭。当然在看东西时出现中央部的黑影和视物扭曲时，还有很多累及黄斑的疾病都会发生这样的症状，一定要警惕黄斑裂孔的发生。

什么是视网膜变性区？

通常临床所说视网膜变性区是指周边部视网膜的萎缩区。也就是视网膜萎缩变薄容易发生视网膜裂孔的区域。视网膜变性是视网膜裂孔形成的基础病变之一。视网膜变性区的临床意义在于它与视网膜裂孔的关系密切，视网膜裂孔往往就在视网膜变性区的内部或边缘，而如果找不到裂孔，视网膜变性区是最可能隐藏裂孔的地方。因此医生对视网膜的检查很大一部注意力都放在视网膜变性区上。

视网膜的周边部的血液供应较少，因此容易产生视网膜变性。对于周边部视网膜的变化（包括变异和变性），限于检查仪器的缺乏，眼科医师一直不能进行仔细的观察并了解其病理作用。直到1945年美国医师 Schepens 改进和推广了双目间接眼底镜后，才可以发现许多周边部视网膜的改变，并确定了这些改变与视网膜脱离的关系。

那些可以导致视网膜裂孔和视网膜脱离的视网膜变性，其实同时还会伴有玻璃体的变性。与视网膜脱离关系最为密切的就是格子样视网膜变性。

在尸检眼球中，正常人有 6%~10% 的格子样变性的发生率。但在孔源性视网膜脱离的患者中发现格子样变性的比率可以达到 30% 以上。有 1/3~1/2 的患者双眼均有格子样变性，在高度近视的人群其发生比率更高。格子样变性还有一定的家族背景。病变是一种边界清楚的长条状椭圆形或梭形视网膜萎缩区，长度 1PD~12PD（视乳头直径），宽度大约为 1/2PD~2PD。格子样变性大多位于视网膜赤道部之前，长轴与角膜缘平行，但也有倾斜和垂直方向的。眼底检查可以看见梭形的视网膜凹陷区，边界清楚，病变内有纵横交错的白色线条，状如网格，因此命名为格子样变性。

格子样变性区的视网膜菲薄变灰白，通常其内常有圆形或不规则的色素沉着。由于病变区内的视网膜萎缩，可以出现萎缩性的圆形裂孔。但更重要的是格子样变性处的玻璃体改变，正对着格子样变性区的玻璃体液化形成液化腔，而液化腔边缘的玻璃体纤维浓缩与格子样变性区边缘的视网膜粘连。因此当玻璃体后脱离发展到该处时，一方面有牵引另一方面视网膜变薄，即可沿着格子样变性区的边缘撕破视网膜，形成牵引性的马蹄形裂孔。

除了格子样变性之外，可能会导致视网膜裂孔和视网膜脱离的视网膜变性还有蜗牛迹样视网膜变性、侵蚀性视网膜变性、压迫变白和不压变白，子午线皱襞等。囊样变性好发于黄斑部及锯齿缘附近，其为边缘清楚呈暗红色的圆形或类圆形网状病灶，为成簇而略显高起的小红点。霜样变性的视网膜表面可见到一些仿佛有细小白色或黄色颗粒覆盖的区域，厚薄不均如同覆盖了一片白霜。在赤道部融合成带状的称蜗牛迹样变性。铺路石样变性表现为有色素边缘的、淡黄色圆形或类圆形、境界清楚的多发性萎缩病灶，大大小小病灶列成一片呈铺路石样，病灶中央部脉络膜毛细血管萎缩，露出脉络膜大血管或白色巩膜。视网膜加压发白与不加压发白：将巩膜压陷后，眼底的隆起部变为不透明的灰白色，称为加压发白。病情进一步发展时，不加压也呈灰白色，称为不加压发白，其后缘有时形成一清晰的嵴，被认为是玻璃体牵引所致。

其中蜗牛迹样变性和侵蚀性视网膜变性与视网膜裂孔的发生关系密切，但有人认为它们是格子样变性的前期变化，因此临床上主要关注的是视网膜格子样变性。

什么是增殖性玻璃体视网膜病变（PVR）？

增殖性玻璃体视网膜病变（PVR）是一种病理性细胞移行在视网膜前和／或后表面广泛增殖并收缩而出现的病理改变，可以导致视网膜前膜、视网膜下膜、视网膜缩短和玻璃体膜的出现。是孔源性视网膜脱离的并发症，也是视网膜脱离复位手术失败的主要原因之一。

还是用墙纸的例子，脱离的视网膜如同脱离的墙纸，由于脱离后失去使它平展的张力，便会在自身弹性的作用下收缩起来。但如果脱离的墙纸上还有残余的粘胶，那么在墙纸有胶的地方往往是收缩皱褶最厉害的地方。

PVR 最突出的表现为膜的增殖。实际上 PVR 出现的膜增殖的来源为视网膜色素上皮、神经胶质细胞和巨噬细胞等以视网膜或玻璃体浓缩的纤维为支架进行增殖而成的。这些膜的收缩就表现为 PVR 对视网膜的牵引。

所有这些视网膜色素上皮、神经胶质细胞和巨噬细胞等均可以理解为机体为了自行修复视网膜脱离而发生的炎症愈合反应。视网膜脱离后视网膜下的色素上皮细胞脱落，附着在视网膜下，或者通过视网膜的破口进入玻璃体腔转变为成纤维母细胞进行增殖。而神经胶质细胞的主要生理作用就是保护神经细胞，支持神经细胞的功能以及修复损伤，神经胶质细胞可以从视网膜的破口移行而出，进行增殖。在身体的其他损伤过程中，这样的炎症修复可以迅速愈合伤口使其达到疤痕愈合。但眼球有着特殊的功能，如果完成了疤痕愈合，整个眼球的功能也就被摧毁了，所以这些机体的自行修复过程不仅没有达到修复病变的目的，反而导致了更加严重病变的发生。

增殖性玻璃体视网膜病变（PVR）有哪些表现？

PVR 可以表现为玻璃体内的膜增殖，也可以表现为视网膜表面和视网膜下膜的增殖，同时还会表现为视网膜内的增殖导致视网膜缩短、僵硬。

视网膜表面膜的收缩可以引起视网膜的扭曲和皱褶，局灶的视网膜前膜可以形成视网膜星状固定皱襞；广泛的视网膜前膜可以导致视网膜全脱离；并由于视网膜的皱褶和视网膜缩短，视网膜在前部锯齿缘和后部视乳头呈僵硬的固定，因其前宽后窄状如漏斗，临床称其为漏斗状视网膜脱离。随着 PVR 的进一步发展，漏斗前方的视网膜进一步缩窄粘连，以至于不能看见视乳头，称为闭漏斗，严重的 PVR 甚至会出现后部两端的视网膜完全粘连，呈"Y"形和"T"形脱离。

玻璃体膜是由于附着在玻璃体后表面的膜的增殖形成的，通常位于赤道部或赤道部之前，玻璃体膜的收缩牵引可以使视网膜出现新的

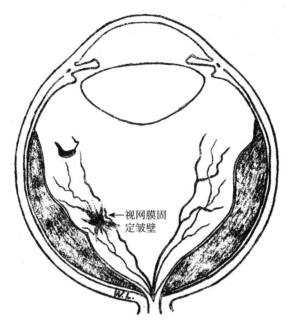

PVR 导致视网膜固定皱襞（王玲绘图）

裂孔或使原先已经手术封闭的裂孔重新开放，导致视网膜脱离复发。

视网膜下膜可以呈现为视网膜下的树枝状条索，多发生于长期的视网膜脱离患者，通常对视网膜脱离的复位并无太大的影响，但严重的视网膜下条索的收缩，会阻碍视网膜复位，形成"晾衣绳"样外观；如果此条索横贯黄斑区影响黄斑部视网膜与色素上皮相贴，会影响术后视功能的恢复。

不同程度的 PVR 对视网膜复位的影响不同，因此对于不同程度 PVR 的视网膜脱离的治疗方法也不相同。视网膜脱离术前除应仔细寻找裂孔外，尚需详细了解玻璃体与视网膜情况，根据 PVR 程度，选择恰当的手术方式，并尽量减轻增殖膜的牵引或将膜切除，才能提高视网膜脱离手术的成功率。

增殖性玻璃体视网膜病变（PVR）有分级么？

增殖性玻璃体视网膜病变有国际统一的分类标准。通过对增殖性视网膜病变的分级记录，可以定量的观察增殖性玻璃体视网膜病变的发展程度，更加精确地分析视网膜脱离病变的严重程度，为准确地进行手术设计和预测预后提供标准。

以前由于对增殖性玻璃体视网膜病变的研究不够，各家对其有不同的命名，也有不同的分级标准，这阻碍了不同医院、不同国家对病变治疗经验的交流。1983年国际视网膜学会术语委员会发表了PVR的标准分类法，为国际间对视网膜脱离治疗的交流提供了统一的标准。

1983年的分类标准将PVR按严重程度分为A、B、C、D四级。其中A级最轻，仅有玻璃体混浊和玻璃体内的色素团块；B级稍重，表现为视网膜内表面的皱褶、视网膜僵硬血管扭曲和视网膜裂孔边缘的卷曲；C级为严重的PVR增殖，视网膜出现全层固定皱襞，分别按照分布于1~3个象限的固定皱襞又细分为C1、C2和C3级；如果视网膜的四个象限都出现固定皱襞，即广泛的PVR增殖，是为D级，这时的视网膜就呈现为漏斗状脱离，又按照漏斗末端视乳头的可见程度分为D1、D2、D3级，分别为宽漏斗、窄漏斗（视乳头部分可见）、闭漏斗（视乳头不可见）。大体上说，PVRA级、B级和部分C1级的患者可以用巩膜外手术来治疗，C级、D级的患者就要考虑玻璃体切割手术治疗。

随着玻璃体切割手术的引入和发展，一种新的PVR类型被逐渐认识和注意，就是位于赤道部之前，玻璃体基底部周围的PVR，称为前部PVR。前部PVR是玻璃体切割术后视网膜脱离复发的首要因素和重要的并发症，因此很有必要将其整合到PVR的分类中去。1991年又有新的PVR分类法颁布，新的分类方法保留了1983年分类法中的A、B

级，扩大和更加详细地细分了C级，删除D级。C级中对PVR增殖的类型描述更为详细，分为5型：局灶增殖、弥漫增殖、视网膜下增殖、环形收缩、视网膜前移位；同时其对PVR的分布程度也进行了更加准确的界定，按照时钟方位分为1~12个点位，而不是之前的四个象限。

由于1983年的分类方法简单明了，容易记忆和记录，仍然是目前临床医师普遍接受和使用的分类方法。而1991年的分类方法由于记录更加详尽，更加适用于随机临床研究中。

什么是黄斑裂孔？

黄斑裂孔在前面高度近视所致的黄斑部疾病中已有详细论述，但黄斑裂孔所致视网膜脱离在高度近视眼视网膜脱离中占了很大的比例，其治疗和预后也与其他部位裂孔所致视网膜脱离有很大的不同，因此有必要再加以强调。

黄斑裂孔是发生于视力最为敏锐的黄斑部的视网膜裂孔，通常裂孔均比较小，大都小于0.5毫米。但黄斑是视力的最敏锐区域，即便不发生视网膜脱离，只有很小的视网膜缺损也会严重影响视力。而且对高度近视眼来说，如果黄斑出现了裂孔，特别容易发生视网膜脱离。同样的，发生于黄斑的视网膜脱离，可以在非常早期就会导致严重的视力下降。

关于高度近视眼的黄斑裂孔发生的机制，目前还不完全清楚。但主要的原因有两点：眼球壁后凸和玻璃体牵引。眼球壁的后凸是高度近视眼的基本病理改变，其眼球后部组织向后扩张、膨出，导致后部的视网膜、脉络膜变薄萎缩，容易发生裂孔。此时如果有玻璃体在切线方向或前后方向对其牵拉，就容易将已经十分薄弱的黄斑中心拉出裂孔。

黄斑部视网膜组织有缺损时，不全是黄斑裂孔，有的仅仅是表面组织有缺损，后部视网膜组织还存在，那只是部分缺损形成的板层孔。由于板层裂孔因尚留有部分视网膜组织，因此不会产生视网膜脱离。对板层裂孔可以定期到医院检查，不急于马上治疗。如果是全层孔则容易发生视网膜脱离，高度近视眼如果出现了黄斑全层裂孔，都要及时进行处理。

黄斑裂孔视网膜脱离有什么特点？

黄斑裂孔视网膜脱离往往发生在高度近视的眼球，老年女性发生的比例特别大。黄斑裂孔在发生之初，由于中心部视网膜的缺损就会导致严重的视力损害，一旦发生视网膜脱离，也是在黄斑区首先开始脱离，患者感觉为中心部的暗点，并逐渐扩大。因此这些患者往往视力极差，只能看到手指头甚至只能看到影动。但在高度近视眼的黄斑部经常已经发生脉络膜视网膜的萎缩性改变，因此在发病之前往往视力就已经很差，不敏感的患者无法觉察。

有些黄斑裂孔其下的脉络膜都有萎缩，有时甚至可以直接透见白色的巩膜，表现为菲薄的萎缩的视网膜上有一界限清晰的白色裂孔，不像其他部位的裂孔有显著的红色映衬在灰白色脱离的视网膜上，称为"白孔"。黄斑裂孔容易漏诊，这一方面是由于黄斑裂孔往往较小、多为"白孔"，难以发现；另一方面医生在检查时容易将注意力集中于面积更广的周边部视网膜来寻找周边裂孔，而忽略了黄斑区。当然在后极部视网膜高度隆起，或有增殖性改变时，容易遮盖黄斑的小孔，导致漏诊。

早期的黄斑裂孔视网膜脱离局限于后极部裂孔周围，以后逐渐向眼球的外侧和下方发展，逐渐扩大，最终导致视网膜的全脱离。与此同时，增殖性玻璃体视网膜病变也在发展，起先在眼球的下方赤道部附近出现局部的视网膜星形皱襞，后在后极部形成粗大而广泛的视网膜皱襞。

因此，如果是一位高度近视眼的老太太，发生了主要分布在后极部、颞侧和下方的视网膜脱离时，医生总会要怀疑是黄斑裂孔视网膜脱离，往往要通过反复检查来证实。

什么是锯齿缘截离？

锯齿缘是视网膜与前面延续的睫状体的分界线。锯齿缘截离就是发生在锯齿缘部位的视网膜裂孔。它多发于男性儿童或青年。双眼发病比例高，而且双眼的病变往往对称分布。裂孔多发生于眼球的外下方或内上方，往往为一个新月形或多个相邻排列的裂孔。

下方锯齿缘截离导致的视网膜脱离进展缓慢，往往需要很长时间才会累及黄斑而被发觉，或者在例行眼科检查时被发现。患者就诊时除了视网膜脱离外还可以看到视网膜下增殖、分界线、视网膜囊肿等陈旧性视网膜脱离的特征性改变。

锯齿缘截离导致的视网膜脱离的治疗预后很好。只需用巩膜外手术－局部外加压术或环扎术就可以成功治愈。

什么是巨大裂孔视网膜脱离？

某物流公司的小白，平常戴着一副无框的近视眼镜，别人也不知道他居然是有1800度的近视。在毕业后经过3年努力工作，小白现在已经是部门经理了，他自己也觉得事业小成。虽然听说高度近视眼需要定期到医院检查眼睛，但工作忙走不开，从来也没有去过，这副眼镜他也想着什么时候去医院做个激光手术就不用戴了。但天有不测风云，前几天两个同事打架，打架的倒没什么，倒是小白这个劝架的眼睛上挨了一记拳头，在公司自己的医院里检查说是有玻璃体出血，还做了 B 超检查也没有发现视网膜的问题。过了 1 个星期，大概是出血吸收了，小白觉着看东西也清楚了，自己想想应该没有什么问题。但 2 天之前，小白发现看东西有些发暗、变形，而且发展很快，只有 1 天的功夫看东西下面一半就看不见了。到医院里一检查，吓了一跳，是"视网膜脱离，而且是巨大裂孔视网膜脱离"，医生看见上面一半的视网膜都翻了下来，"就像是包了一个饺子"。那么什么是巨大裂孔视网膜脱离呢？

所谓巨大裂孔，是指裂孔范围超过了一个象限的视网膜裂孔，也就是说有超过视网膜 1/4 范围的视网膜裂孔。巨大裂孔视网膜脱离在临床的定义中是指裂孔大而且有玻璃体的牵引，手术预后极差的一种

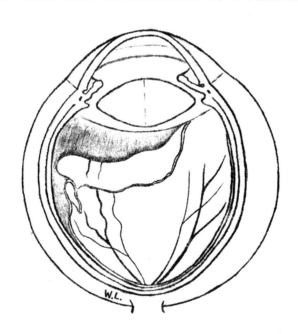

巨大裂孔视网膜脱离，裂孔后瓣翻转（王玲绘图）

视网膜脱离。因此巨大裂孔的含义不但是裂孔大，而且还包括了玻璃体的牵引和裂孔后瓣翻转等情况。例如锯齿缘截离的裂孔很少有玻璃体牵引，裂孔后部边缘的瓣也没有翻转，预后很好，因此虽然锯齿缘截离的裂孔也经常超过了 90 度甚至更大，临床上并没有将其归入巨大裂孔视网膜脱离。

巨大裂孔视网膜脱离往往发生于年轻的高度近视患者，其周边部视网膜经常有大片的变性区，而且有基底部玻璃体的异常收缩和牵引。这些患者有些有明确的外伤史，但大部分没有，因此外伤被认为是诱因。在巨大裂孔视网膜脱离眼的对侧"正常眼"往往也可以发现相似的病理改变，而且巨大裂孔视网膜脱离的双眼发病率极高，因此医生往往会对对侧的"正常眼"给予更多的重视，进行定期的详细检查，并积极治疗。

巨大裂孔视网膜脱离的治疗极为困难，除极少数可以通过外路手术治疗外，大多要作玻璃体切割，而且术中往往需要将晶状体切除。在玻璃体切割手术出现之前，巨大裂孔视网膜脱离的治疗成功率往往只有 10% 左右。而随着玻璃体手术的进步，这样患者往往有 75%~85% 的手术成功率。

因为发现的早，小白第二天就住院接受了玻璃体切割的手术治疗，手术结束时眼睛里面打了气体，医生要求他要保持俯卧位两个礼拜。这可是个苦日子，但总算年纪轻，很快就过去了，气体吸收后视力跟以前差不多，虽然看东西仍然有些变形。现在小白又上班了，跟以前一样戴着副无框的近视眼镜，别人也不知道他眼睛居然已经开了刀。他养成了 3 个月去医院报到 1 次的习惯，手术的眼睛要定期随访，好眼睛也要检查。

什么是脉络膜脱离？

发生在视网膜脱离眼中的脉络膜脱离，是由于视网膜脱离后的低眼压以及视网膜下液的刺激导致睫状体和脉络膜的炎症渗出性反应，使得睫状体和脉络膜也从眼球的外壳上脱离开来。这些患者可能在开始仍然是普通的视网膜脱离，在视网膜脱离后1~2周才发生脉络膜脱离。

发生脉络膜脱离时可以出现明显的眼睛发红，称为睫状充血；眼球极软、塌陷；眼球内的炎症反应剧烈。由于炎症刺激，患者可以出现轻重不等的眼痛和畏光、流泪等刺激症状。

由于眼内中间质混浊，瞳孔由于炎症的刺激很难扩大甚至已经和晶状体粘连，眼压极低等因素，医生很难发现视网膜裂孔，也很难确认已经找全视网膜裂孔。即便已经找到视网膜裂孔，隔着脱离的脉络膜下的液体也很难对视网膜裂孔进行确切的冷凝治疗。所以医生往往选择玻璃体切割手术治疗伴有脉络膜脱离的视网膜脱离。

伴有脉络膜脱离的视网膜脱离术后容易发生增殖性玻璃体视网膜病变（PVR）而导致手术失败，因此这种脱离的治疗预后要较普通的孔源性视网膜脱离的预后差。有些医生会在术前后给予皮质类固醇激素治疗，希望能够降低术后 PVR 的发生率或严重程度。

视网膜脱离的诊断和检查

如何在早期就发现视网膜脱离？

由于视网膜脱离发生隐匿，患者无痛，仅有飞蚊、闪光等轻微症状，而且早期视网膜脱离在周边视网膜发生，视野损害不易被发现。只有当视网膜脱离发展到黄斑部，视力发生急剧下降，才成为患者就诊的主要原因。但黄斑既为视力最为敏锐的区域，其脱离后即便及时治疗复位，视力仍然会留下严重的损害。而视网膜脱离如果不能及时就诊和治疗，其脱离范围将逐渐扩大，视野缺损也逐渐增加，当全部视网膜脱离，患者的视力常常下降至只有眼前手动甚至只有光感，最终视力完全丧失，以眼球萎缩而告终。因此如何在早期就发现视网膜脱离，是临床医师和患者都十分关注的问题。

这里有一个简单的口诀可以给大家分享：**自我观察，定期检查，及时就诊**。

所谓**自我观察**，针对的是视网膜发病隐袭的特点，正常人双眼同时视物，一只眼睛的视野缺损可以被另一只眼睛所代偿，往往很难发觉。因此可以用如下方法进行自我观察方法很简单，就是用手蒙起一只眼睛，另一眼向前直视某一固定点；另一手伸出食指，从旁边看不见的地方开始，逐渐缓慢向中心点移动，仔细感受周围可以看见的范围（俗称余光），对上、下、左、右、左上、左下、右上、右下各个方向均进行观察，也可以自行增加其他的方向；然后换一只眼进行同样的方法检查，双眼对比。如果发现任何一眼看东西的范围有了明显的缩小，或者两个眼睛看东西的范围不一致，需要立即赴医院就诊。希望大家都能有警惕意识，经常进行自我的观察。

定期检查针对的是视网膜脱离发病的高危人群，这些人群需要在半年或一年到眼科对视网膜进行详细的检查，以期发现早期的视网膜病变，及时治疗。

视网膜脱离发生的危险人群，包括高度近视眼患者、白内障摘除术后患者、另眼有视网膜脱离的患者以及有视网膜脱离家族史的患者；另外还有眼球外伤后的患者以及一些特殊职业的人群，例如跳水、拳击、足球运动员等。

近视眼患者的玻璃体变性及玻璃体后脱离更易发生，而且发生较早；视网膜变性如格子样变性、蜗牛迹样变性等发生比率更高。近视眼周边视网膜的脆弱性，又有玻璃体视网膜牵引，很容易导致视网膜脱离。白内障手术如果术中发生玻璃体并发症，特别容易发生视网膜脱离。即便是一位顺利接受了白内障摘除术的患者，其发生视网膜脱离的概率也较未手术者为高，这可能是由于晶状体摘除后，玻璃体向前运动填补原晶体空间，更加加重了原有的玻璃体液化和玻璃体牵引的缘故。玻璃体腔容积增大，增加了玻璃体摆动的空间，使其对视网膜的牵引力增强。术中玻璃体的丢失加剧了这种作用。有玻璃体嵌顿时，或在术后接受了激光后囊切开术的患者，由于改变了玻璃体后脱离的自然状况，容易诱发玻璃体对视网膜牵引。另眼有视网膜脱离的患者以及有视网膜脱离家族史的患者往往由于遗传因素和发育的关系，其"正常眼"也多有明显的玻璃体变性和视网膜变性，例如格子样变性、霜样变性等，特别容易形成视网膜裂孔。

眼部外伤可以直接导致视网膜脱离，包括锐器所致的穿孔性眼外伤和钝器所致的眼球钝挫伤发生。穿孔性眼外伤和眼球破裂伤时，一方面外伤可以直接导致视网膜脱离，后期的纤维增殖反应也可以导致牵引性视网膜脱离。在没有眼球破裂的闭合性眼球挫伤时，外力作用瞬间可使眼球发生严重变形，由于眼球壁富于弹性，可以延展扩张而顺应外力，但玻璃体不能随之而扩张，此时便会在玻璃体与视网膜粘连最紧密的地方—玻璃体基底部—产生剧烈的牵引，撕裂视网膜，发生锯齿缘离断。跳水、拳击、足球运动员在运动中经常会遭遇眼部的反复钝挫伤，尤其在跳水运动员中。当运动员从高处跳下，通常会确定一个固定点，以看到它的次数来判断翻腾的周数，另外入水动作也是需要睁着眼睛完成，水面直接拍击眼球，如此反复多次的眼球钝挫伤使得跳水运动员发生视网膜脱离的比例特别高，我们熟知的很多跳水运动员也都接受过视网膜脱离手术，如著名的跳水运动员高＊、郭＊＊等。

附：以下是中华全国体育基金会体育保险部在 2004 年 9 月 27 日汇编的《优秀运动员伤残互助保险简报（第十五期）》：

★ 赔付案例

崔＊＊，重庆运动技术学院拳击运动员，因长期在训练对抗过程中，双眼多次受拳击，致使该队员双眼视物模糊，眼前黑影飘飘。入队前左右眼均为 1.5，现矫正视力为右 0.2，左 0.6，视野范围 60 度，诊断为双眼屈光不正，双眼玻璃体混浊。经专家鉴定组鉴定为八级，获得一万元的赔付。

寇＊＊，北京木樨园体校跳水运动员，在十米台规定动作练习时，感觉左眼视物模糊，随后第三天左眼上半部视力缺失，经医院诊断为左眼孔源性视网膜脱离，进行左眼玻璃体切割，重水，眼内光凝，气液交换，硅油填充术，现视力 0.08。经专家鉴定组鉴定为八级，获得一万元赔付。

以上案例均为近期较高的赔付，而且两例是眼睛受伤，特别提醒在训练中关注运动员的眼睛防护。

及时就诊，是希望患者不能讳疾忌医或者掉以轻心，一旦发生眼前飞蚊或闪光等视网膜脱离的早期症状，都要到医院及时就诊。因为视网膜脱离一旦发生，就会不断发展，愈早治疗，治疗难度愈小，视力预后愈佳。如果等到视网膜脱离发展到黄斑累及，或者出现增殖性玻璃体视网膜病变，医生需要花很大的气力才能使视网膜重新复位，即使这样也只是视网膜的解剖复位，患者很难获得理想的视功能恢复。

医生是怎样诊断视网膜脱离的？

由于视网膜脱离有着很明显的症状和体征，因此视网膜脱离的诊断对于一个有经验的眼科医生来说并不困难。从患者前来就诊时所描述的症状，眼底可以看到视网膜的青灰色隆起，大多可以迅速进行诊断。

前面已经反复谈到了视网膜脱离时患者所能感觉到的症状，主要为眼前多发黑影、闪光幻视、视野缺损、视力下降和视物变形。而视网膜脱离的典型体征为"眼底青灰色波纹状隆起"。由于视网膜是一层透明的薄膜，可以透见其下的色素上皮和脉络膜的颜色，通常呈现为淡粉红色。当视网膜脱离时，脱离的视网膜失去透明性，呈青灰色，而且从眼球壁上隆起开来，有着波纹状的外观。脱离的视网膜失去张力，在自身弹性作用下会收缩而出现皱纹，如果伴有显著的增殖性玻璃体视网膜病变时，还会有明显的视网膜前膜和固定皱襞的出现。

视网膜脱离的诊断容易，但还需要进行进一步的检查来确定视网膜脱离的性质，明确视网膜脱离是孔源性视网膜脱离还是牵引性视网膜脱离或者渗出性视网膜脱离。

如果通过详细的眼底检查，发现视网膜裂孔，孔源性视网膜脱离的诊断就可以基本明确（只有在极罕见的情况下，例如，部分眼内肿瘤会伴发马蹄孔视网膜脱离）。牵引性视网膜脱离时，脱离的视网膜有典型的帐篷形的外观，帐篷的顶就是牵引的所在，而且牵引性视网膜脱离往往有原发疾病的存在，可以有助于诊断。渗出性视网膜脱离由于是血管渗透性的异常导致的视网膜脱离，首先它往往不伴有视网膜裂孔，而且视网膜下面的液体是从血管渗漏而来，内含有大量的蛋白质、脂质大分子成分，比重较大，因此有着特征性的随体位变动而移动的特点。这种转移性视网膜下液是指由于视网膜下的液体较重，在重力的作用下，倾向于聚集在眼球的最低位置，当患者坐着时，视网膜下的液体集中在下方；躺着时视网膜下液就会转移到后极部黄斑区；侧卧位时，视网膜下液又会转到相应的最低处眼底区域。如果在检查时变换患者的头位就可以明显地发现这种视网膜下液的转移性。

怀疑视网膜脱离时为什么要扩瞳检查？

所谓扩瞳检查又称为散瞳检查、扩瞳孔，就是用具有散大瞳孔效应的眼药水（如双星明、新福林、美多丽等），使被检查者的瞳孔散大，来进行进一步的检查。不仅仅是怀疑视网膜脱离的患者要进行扩瞳检查，对于葡萄膜炎、黄斑疾病、以及眼底病的患者都要进行扩瞳检查。

正常情况下人的瞳孔只有 2~4 毫米大小，在检查时所用的眼底镜的强光照射下，瞳孔还会进一步缩小，这一方面限制了检查时灯光的入射，使视网膜的光照强度达不到分辨眼底细微结构的目的；另一方面在进行眼底检查时仅能观察到后极部的小片视网膜，而不能观察到视网膜的整体形态。因此有必要通过用药来使瞳孔扩大。

视网膜脱离通常是由于周边视网膜的异常导致的，在小瞳孔状态下，现有的检查手段大多不能很好的观察到周边部的视网膜。还有，对小瞳孔的患者，医生往往不能够实现双眼同时可以观察到患者的眼底，换句话说，医生在检查时是没有立体视觉的，因此对立体视要求较高的玻璃体的检查往往不能在一个小瞳孔的患者身上很好的完成，而玻璃体的观察对于视网膜脱离的患者是至关重要的。因此一定要将瞳孔充分散大，使用三面镜、前置镜或间接眼底镜来观察周边视网膜的情况。

在眼底检查时使用的是短效的扩瞳剂，如托吡卡胺、苯肾上腺素以及它们的混合剂（美多丽）等。在瞳孔扩大后，由于同时伴有睫状肌的麻痹，会有暂时的视近模糊和双眼视物不协调，待到4~6小时后瞳孔重新缩小后就会恢复。对于确诊为视网膜脱离的患者，由于视网膜脱离后经常有眼球内的压力过低并伴有葡萄膜反应导致瞳孔与其后的晶状体粘连，需要用强力而长效的散瞳剂——阿托品来散大瞳孔。

需要注意的是有闭角性青光眼病史或闭角性青光眼因素的患者禁忌扩瞳检查，有闭角性青光眼病史或家族史的患者需要提前向医生说明，当然有经验的医生在进行扩瞳检查之前，通过裂隙灯显微镜和房角镜检查也可以发现这一危险征象。

什么是三面镜检查？

由于眼球呈球形，视网膜衬贴于眼球内壁，将瞳孔扩大之后，通过直接照射的方法仍然只能检查正对眼球前方的后部一半的视网膜。只有通过折射或者反射的方法，使入射和观察的光线弯曲，才能达到周边部的视网膜。三面镜检查是通过三面不同角度的反射镜面，将检查用的照射的光线反射到不同部位的视网膜，这些部位的视网膜的图像也通过同一反射镜面返回，借之以观察视网膜的情况。

我们在警匪片中经常可以看到战斗的双方位于大楼转角的两边，双方谁也不敢探头观察，这时就会有人将一面小小的镜子伸出拐角，借以观察对方的情况，这和三面镜检查的原理是相同的。

三面镜检查的镜面通过3个不同角度的镜面的反射，分别检查后极部、赤道部、周边部、锯齿缘和房角等各个部位。细心的读者可能发现三面镜子却观察了四个部位。这是因为，三面镜除了三面不同角度的反射镜面外，还有中央的折射镜面，可以通过直接照射观察后极部视网膜。由于三面镜检查需要结合裂隙灯显微镜来进行的，因此放大倍数高，可以看到细微的结构，包括玻璃体视网膜界面的异常以及细小的裂孔都可以被发现，在玻璃体视网膜检查时医生的得力助手。

为什么做了三面镜检查后眼睛会发红？

三面镜检查需要将三面镜放入结膜囊内、角膜的表面，并持续一段时间在眼球表面转动以获得全周的眼底图像，因此会对眼球有一定的刺激。许多患者在检查后会有球结膜的充血（眼红）、轻微的异物感和少量的分泌物，这是眼球对刺激的正常反应，经过一段时间就会好转，不留痕迹。

由于三面镜要接触角膜，进行检查就有使角膜上皮剥脱的危险，因此一定要注意当表面麻醉剂的效用过去后（通常为 2 小时），是否有眼痛和畏光流泪的现象，如果出现这样的情况一定要马上就诊，防止出现严重的角膜感染。需要提醒的是，在麻醉剂的效力退去之前，千万不要用手揉眼睛，以防擦伤角膜上皮。

当然，进行接触性的检查就会有交叉感染的危险，因此如果眼红持久不退，甚至伴有大量分泌物的时候，就要注意是不是发生了急性结膜炎（"红眼睛"），需要到眼科及时就诊。

什么是间接眼底镜检查？

间接眼底镜检查也是观察视网膜的重要工具，它是在 1945 年由美国医师 Schepens 改进和推广的。通过间接眼底镜检查，医生可以发现许多周边部视网膜的改变，并确定这些改变与视网膜脱离的关系。

间接眼底镜则是用医师头戴的强光源照入眼内，视网膜反射出来的光线在经过置于患者眼前的物镜折射后形成倒性实像，经医师眼前的目镜放大后进行观察，由于光照强，放大倍数低，因此可以在患者有屈光间质混浊时，如白内障、玻璃体积血等，通过这些混浊的间质进行检查，同时间接眼底镜的观察范围大，立体感强，无畸变，可以观察视网膜的整体情况和玻璃体视网膜界面的异常。

结合巩膜顶压器在眼球表面的顶压，使眼球壁向瞳孔区突出，就可以观察周边部直到锯齿缘的情况，因此可以发现三面镜检查不能发现的裂孔和异常。

间接眼底镜检查时无需借助其他仪器，物镜可以消毒，检查距离长，不易污染，因此特别适合于术中应用。使用间接眼底镜进行视网膜脱离的手术，手术操作方便，手术野洁净，是外路视网膜脱离手术的主要设备。

什么是前置镜检查？

前置镜是将一定屈光度的透镜置于眼球之前，通过光线折射后观察周边眼底的情况，常用有 + 90D、+ 120D 等。与三面镜相似，前置镜也是需要结合裂隙灯显微镜来进行检查的，因此放大倍数高，可以看到细微的结构，包括玻璃体视网膜界面的异常以及细小的裂孔。与三面镜不同的是，由于前置镜不接触眼球，检查快捷，可以避免眼部感染和交叉感染。用前置镜检查时，可以通过眼球运动来对玻璃体和视网膜的关系进行动态观察。

前置镜检查为了获得周边部的视网膜图像，需要患者配合将眼球分别向上下左右各个方向尽力转动，如果患者不能配合，其检查价值将会大大降低。

视网膜脱离术前进行眼底检查的目的是什么？

简而言之，视网膜脱离术前进行眼底检查的目的是通过详细检查视网膜和玻璃体的情况，为手术方案的选择和患者的治疗预后提供参考。

术前的眼底检查包括了许多方面，主要有视网膜的详细情况、玻璃体的详细情况、玻璃体视网膜界面的详细情况。这些检查对手术方式的选择、预后的判定有重要意义。通常需要反复多次的检查。

对于视网膜的详细检查包括：1. 视网膜脱离是否已经发展到黄斑，如果黄斑未受累，手术属于急诊手术，应尽可能早进行，以免脱离范围扩大波及黄斑，损害中心视力；如视网膜脱离已经累及黄斑，术后的视力恢复可能不理想。2. 视网膜脱离的高度和范围，往往可以提示视网膜裂孔的位置。如果视网膜脱离的范围和视网膜下液分布不能用发现的裂孔加以解释，那么肯定还有其他裂孔被遗漏。3. 仔细寻找视网膜裂孔，力争用多种检查方法找到和找全视网膜裂孔，这样可以根据裂孔大小及位置选择合适的手术方式。视网膜变性区：视网膜裂孔大多位于变性区内或附近。对找不到裂孔的病例，将可疑变性区作裂孔处理。脱离视网膜的活动性也可以为手术方式的选择提供帮助，新鲜的视网膜脱离，脱离网膜活动良好，手术易复位。如网膜下液少，脱离网膜活动度不大，有视网膜下膜形成时，视网膜变得僵硬，选择手术应考虑这一点。在检查时医生往往还要患者用坐着、仰面躺着、左右侧面躺着等多个体位来进行检查，这一方面相当于术前的演习，帮助手术医生熟悉患者在手术床上的时候的裂孔定位，另一方面从不同角度来观察眼底，有利于找到一些隐匿的裂孔。

玻璃体以及玻璃体视网膜界面的检查也是术前检查的一个重点，

检查包括了玻璃体有无后脱离、玻璃体液化或浓缩的程度、玻璃体的活动度、玻璃体有无机化膜形成及其与视网膜的关系、视网膜前膜是否存在及其范围、PVR 的程度和分级。玻璃体视网膜界面的检查，实际上是为了确定玻璃体以及视网膜前膜对视网膜牵引的程度，如果是视网膜的活动性较好的牵引，手术只需封闭裂孔，松解牵引并不重要。如果是牵引已经导致视网膜的固定和活动性下降，则必须在术中充分松解牵引。不同的检查结果都影响着手术方式的选择。单纯的玻璃体液化、后脱离并不影响手术。但在复杂视网膜脱离患者中，玻璃体膜形成，甚至与视网膜有粘连，造成视网膜活动度下降及对视网膜的牵引，手术应将增殖膜去除或解除对其视网膜的牵引。

为什么要进行超声波检查？

超声波检查，尤其是 B 型超声波（简称 B 超）检查特别适用于屈光间质混浊不利于直接检查眼底的患者，例如严重的白内障患者、玻璃体出血患者。在上述这些情况下医生不能看见患者的视网膜情况，也就无从了解视网膜变性、视网膜裂孔、视网膜脱离等情况，这时就需要通过超声波检查等间接了解视网膜的情况。

B 超检查可以发现玻璃体的异常，如玻璃体混浊、玻璃体后脱离、玻璃体机化、牵引、玻璃体视网膜异常粘连等。并可以直接发现视网膜脱离，确定视网膜脱离的范围和高度，为视网膜脱离留下客观记录。视网膜脱离在 B 超下表现为眼球玻璃体腔内的飘带样光带，光带的两端与眼球壁相连，并随眼球运动而飘动。有些牵引性视网膜裂孔可以被 B 超发现，表现为玻璃体视网膜粘连，视网膜中断其前有短的光带（牵引出的马蹄形裂孔的前瓣）。B 超还可以发现伴随视网膜脱离而出现的葡萄膜反应的情况，如睫状体脉络膜水肿或脱离。此外，超声波检查还可以为视网膜脱离的鉴别诊断提供依据，发现或排除牵引性视网膜脱离、排除眼内肿瘤引起的渗出性视网膜脱离等。

此外，有一种特殊类型的眼内肿瘤，叫做脉络膜黑色素瘤，会导致渗出性的视网膜脱离，当渗出性的视网膜脱离隆起程度非常高以至于遮盖了原发的肿瘤后，就可能会迷惑医生。有临床报道，在罕见的病例中这种肿瘤可以伴发有马蹄孔的孔源性视网膜脱离，如果医生没有仔细观察就更加会误入歧途了。脉络膜黑色素瘤是一种实体性的肿瘤，在 B 超检查时，超声图像可以清楚地显示肿瘤的形态，这样这一"阴险"的肿瘤就无所遁形了。

由于玻璃体后脱离在视网膜脱离的发病和治疗预后中有着非常重要的作用，通过 B 超检查也可以明确玻璃体后脱离的存在与否、玻璃体的活动度、玻璃体与视网膜粘连和牵引的位置，为手术方案的确定

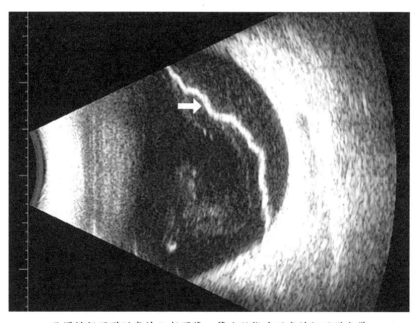

孔源性视网膜脱离的 B 超图像，箭头所指为脱离的视网膜条带

提供参考。

A型超声波（简称A超）检查在孔源性视网膜脱离术前通常不是必需的。但A超可以准确地测量眼轴的长度，对于需要同时进行白内障人工晶状体植入手术的患者则是必要的。

除了上述的检查外，还需要进行哪些检查？

对于怀疑视网膜脱离的患者，医生通常要进行详细的眼科检查，这一方面是为了明确诊断，另一方面也为了成功的治疗。

下面简单介绍一下主要的检查项目和它们的意义：

裂隙灯显微镜检查，裂隙灯显微镜是利用一束呈裂隙状的强光，以一定角度射入眼球，由于眼球的暗房结构，在黑暗的背景下，光线的光路上每一个可以反射或弥散光线的点都可以被眼球前的显微镜观察到。通过裂隙灯显微镜可以观察角膜、前房的深度和葡萄膜炎症反应、瞳孔是否有后粘连、晶状体的混浊程度、前部玻璃体的情况。通过结合房角镜可以观察前房角的情况，是否有闭角性青光眼的因素、外伤情况下是否有房角后退等。

眼底检查需要在瞳孔扩大后通过三面镜、前置镜或间接眼底镜来进行。通过对眼底的检查可以确定视网膜脱离的范围，是否已经累及黄斑区；视网膜裂孔的位置、大小、形态和数量；视网膜变性区的位置以及其与视网膜脱离的关系；脱离的视网膜的活动度。

超声波检查，尤其是B型超声波（简称B超）可以为诊断和治疗提供参考。

其他还有，光学相干断层扫描（OCT）检查，可以直观的检查后极部尤其是黄斑部位视网膜，观察视网膜的结构、厚度，并可以鉴别黄斑裂孔的存在以及裂孔周围的玻璃体牵引情况。视网膜电流图

（ERG）检查，可以客观地了解视网膜功能，并对术后视网膜功能的恢复提供预测依据。视野检查，在前面已经谈到视网膜脱离时有视野的缺损，通过视野检查可以确定视野缺损的范围。

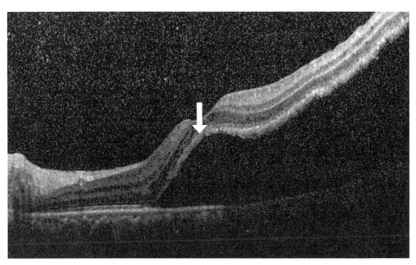

孔源性视网膜脱离的眼底OCT，上方视网膜脱离累及黄斑区（白色箭头处）

"几点钟"的位置是怎么一回事？

临床上经常听见医生们在讨论病情时说，"这个患者是在 3 点钟赤道部有一个马蹄孔""那个患者 10 点钟到 11 点钟赤道前有格子样变性区"，这里的"几点钟"到底是怎么回事呢？

有在航空公司工作的朋友知道，飞机在空中的定位是通过引入坐标系来确定的，通常有两种坐标，一种为经纬度的坐标，可以提供飞机在空中相对于地面的绝对位置；另一种为极坐标系，以飞机为圆心，用钟点的方向来记录周围物体与飞机的相对位置，正前方为 12 点，背后为 6 点，左为 3 点，右为 9 点。

眼球是一个球体，要想将眼内的病变进行准确的定位，也需要引入坐标系的概念。钟点的概念就是极坐标系的概念，设想将一个透明的钟放在眼球之前，钟的中心对准黄斑中心凹，那么眼球的正上方为12点、下方为6点、患者的左侧为3点、右侧为9点。再通过对后极部、赤道部、周边部的区分可以将视网膜从后向前分为3个部分。这样就可以对眼内的病变准确的定位了。

为什么医生需要反复检查寻找视网膜裂孔？

视网膜裂孔的出现是孔源性视网膜脱离发生的前提条件，也是鉴别孔源性视网膜脱离和非孔源性视网膜脱离的重要体征。在治疗孔源性视网膜脱离时封闭裂孔是主要目的之一，裂孔是否被成功封闭是决定手术成功的重要指标。

视网膜脱离手术失败或术后复发，多由于原先视网膜裂孔未能完全封闭、或重新开放、或遗漏裂孔、或有新的裂孔出现。因此在术前检查和术后的随访中对视网膜裂孔的寻找和观察愈合情况是医生检查的重点。

医生检查寻找裂孔，一是要找到视网膜裂孔，二是要找全视网膜裂孔，三是要根据裂孔的形态和分布确定以何种方式来封闭视网膜裂孔。

如果首次检查医生便已经找到视网膜裂孔，那么视网膜脱离就可以基本上定性为孔源性视网膜脱离，以后就是要通过反复检查以及变换患者的体位如坐位、侧卧位、卧位、甚至俯卧位来确定首次检查是否有遗漏的裂孔，并确定这些找到的裂孔可以在何种情况下会被封闭，以最终确定手术的治疗方案。

如果首次检查医生并没有找到视网膜裂孔，这就要根据视网膜脱离的形态、玻璃体的情况，以及一些辅助检查来确定视网膜脱离的性质。但在进行进一步检查之前，医生首先要做详细的眼底检查，确定没有视网膜裂孔被发现。

视网膜裂孔的找到和找全是确定孔源性视网膜脱离的诊断、完善视网膜脱离治疗方案的根本，医生会反复检查。有过治疗经验的患者都知道，在视网膜脱离手术之前，不仅一个医生会查好几遍，还会有不同的医生来检查，这都是为了找到和找全视网膜裂孔。

为什么找到了裂孔，医生还要再检查？

医生反复检查是为了找全视网膜裂孔。在发现了一个视网膜裂孔之后，并不能马上手术，大约 50% 的孔源性视网膜脱离病例只有 1 个视网膜裂孔，另有 50% 的病例会有 2 个或 2 个以上的裂孔，其中 30% 为 2 个裂孔，20% 为 3 个及以上的裂孔。任何一个裂孔的遗漏都会导致视网膜脱离复位手术的失败。因此，在视网膜脱离手术的术前医生会反复对眼底进行仔细检查，以期将所有的视网膜裂孔都寻找出来，通过一次手术封闭。

其次术前医生对患者的眼底视网膜和玻璃体情况充分了解，就可以制定完善周密的手术计划，手术目的明确，也可以避免术中发生一些不必要的麻烦和不必要的操作。前面已经谈到，在视网膜脱离术前需要对眼底进行多方面的检查，包括了视网膜、玻璃体、玻璃体视网膜界面的详细情况，这些检查对手术方式的选择、预后的判定有重要意义。可以理解，这么多的情况不是单次检查所能完全掌握的，也不是只用一次检查就能够确定的，往往是需要多位医生、反复检查才能最终确定的。

当然如果患者的视网膜脱离属于疑难状况，例如没有找到裂孔的视网膜脱离患者、复发性视网膜脱离患者等，需要进行多次检查，多位医生会诊也就更加容易理解了。

就像我们常说的"平时多流汗，战时少流血"，我们在术前多检查，就可以术中少受罪，术后少后悔。在此，引用德国 Kreissig 教授的话："正是最初的手术决定了视网膜脱离眼的未来⋯只有最大量的术前诊断，为最小量手术提供条件，才有最大的成功。"

没有找到裂孔，医生为什么要我做荧光血管造影检查？

面对一个视网膜脱离的患者，医生都要开动脑筋为视网膜脱离的原因做鉴别诊断。由于牵引性视网膜脱离有着典型的形态特征，容易被诊断。而渗出性视网膜脱离和下方的孔源性视网膜脱离，则容易混淆，由于渗出性视网膜脱离视网膜下液体的活动性，在坐位时也表现为下方的视网膜脱离。虽然可以通过玻璃体情况、视网膜的特殊形态和视网膜下液体的情形来鉴别诊断。如果医生经过反复仔细的检查仍然未能发现视网膜裂孔，就要考虑到渗出性视网膜脱离的可能性。

渗出性视网膜脱离是由于视网膜血管或视网膜色素上皮功能障碍，来自于视网膜血管或脉络膜血管的液体积聚于视网膜下，是一种继发性的视网膜脱离。

荧光血管造影检查是把一种叫作荧光素的造影剂注射到血管中，通过对眼底的照相检查来发现视网膜血管、视网膜色素上皮、脉络膜的异常血管渗漏。如果发现了这种异常的渗漏基本上就可以诊断为渗出性视网膜脱离。再根据血管渗漏的原因进行治疗。

因此荧光血管造影检查是为了协助诊断和更好地治疗患者的目的而进行的。

我有黄斑裂孔，为什么要做 OCT 检查？

这是为了明确黄斑裂孔的性质，如板层孔还是全层孔；并观察黄斑裂孔表面是否有来自玻璃体的牵引，以及牵引的方向和强度，为治疗方案的设计提供参考。

前面已经谈到医生检查发现的黄斑裂孔，可能是板层裂孔而并未完全穿破。板层孔的底部仍然留有部分视网膜组织，因此不会产生视网膜脱离。而黄斑的全层裂孔则很容易发生视网膜脱离，需要及时进行处理。这两种裂孔在医生检查时，眼底镜下都表现为黄斑区有红色、圆形、边界十分清晰的病变。但裂孔是否完全穿破，仅凭肉眼观察很难区分，特别是在高度近视眼后极部视网膜脉络膜均有萎缩的情况下。

OCT 检查是光学相干断层扫描的简称，它是将一种红外波长的光线投射入眼内，照在视网膜上，而从视网膜的不同深度上反射出来的光线重新成像，形成全层视网膜的断面的图像。就像是一把无损伤的光学刀，将视网膜表面、视网膜、视网膜下组织剖开来进行观察。

利用 OCT 可检查视网膜断面的优势，就可以非常容易地将黄斑板层孔和全层孔区分开来：板层孔的视网膜只有部分缺失；全层孔处的视网膜完全缺如。

另外，由于通过光学干涉成像，OCT 的分辨率很高，肉眼看不见的在黄斑表面的玻璃体组织、黄斑前膜等也都"纤毫必现"，因此可以明确是否有玻璃体或黄斑前膜组织对黄斑裂孔的牵引。如果有，就需要在术中剥除干净。

前面已经描述过 OCT 检查的优点，包括方法简便、检查时间短、无创伤等。是目前用于检查黄斑区视网膜的有效工具。

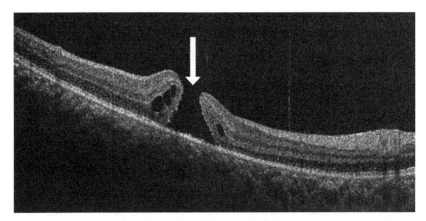

黄斑裂孔（白色箭头处）的眼底OCT

没有找到裂孔，医生为什么还决定为我进行
孔源性视网膜脱离的手术？

许多情况下医生有可能为没有找到视网膜裂孔的视网膜脱离患者进行孔源性视网膜脱离手术。可以分为两种情况：诊断为孔源性视网膜脱离而并没有找到视网膜裂孔、诊断为渗出性视网膜脱离或牵引性视网膜脱离。

前面也已经谈到，没有找到视网膜裂孔的视网膜脱离，一定要考虑到渗出性视网膜脱离的可能。实际上，无论是否找到视网膜裂孔，视网膜医生通过对玻璃体和视网膜情况的详细检查，基本上也可以对视网膜脱离的性质做出判断。

孔源性视网膜脱离有可能因为种种原因而不能够发现视网膜裂孔，例如：白内障等屈光间质混浊、视网膜前膜或视网膜前出血的遮挡、裂孔隐藏于视网膜皱褶中、视网膜高度脱离遮挡其后的裂孔等。但还有其他的蛛丝马迹可以确定孔源性视网膜脱离的诊断，这包括，视网膜下液体活动性差、左右两侧视网膜脱离高度不一致、玻璃体高度液化、玻璃体腔内的色素细胞以及视网膜前和视网膜下膜等。

如果医生已经明确了孔源性视网膜脱离的诊断，这时寻找裂孔就是无关诊断而是有关治疗的了。医生有可能在已经发现了视网膜的变性区或者玻璃体视网膜牵引的小盖等可疑之处后就决定对这些可疑的地方进行封闭裂孔的治疗。

即便术前的检查没有找到裂孔，仍然有70%的患者是在术中发现裂孔的。这是因为手术中，施行麻醉后医生可以在无需患者配合的情况下进行大范围的顶压操作，有利于发现周边部的小孔；术中引流出视网膜下液后可以发现被高度脱离的视网膜遮挡的视网膜裂孔或隐藏于视网膜皱褶中的视网膜裂孔；如果行玻璃体切割手术，还可以在清除了玻璃体出血和视网膜前膜后发现隐藏的视网膜裂孔，况且在手术显微镜的高倍率放大下，再小的裂孔也是纤毫毕现。

虽然，手术前谁也不能预先知道可以在术中找到术前反复寻找仍然没有被发现的视网膜裂孔，如果直至手术结束仍然未能发现肯定的视网膜裂孔，这时的治疗就是医生的经验治疗，手术的成功率显然不如已经有明确裂孔的视网膜脱离患者。因此医生总是尽量在术前找到和找全视网膜裂孔，而不把希望寄托在最后关头。然而智者说过，没有办法的时候，坏办法也就变成了好办法。实在找不到那"遁去的一"也就只好用这"最后一着"了。

对于牵引性视网膜脱离，本来就是玻璃体切割手术的适应证，因为通过玻璃体手术可以直接切除牵引视网膜的纤维组织，解除对视网膜牵引的力量，使视网膜脱离复位。但由于牵引性视网膜脱离进展缓慢，医生一般都是密切观察，直到牵引性视网膜脱离累及到视力最为敏锐的黄斑区域或即将累及黄斑，才进行手术介入。

渗出性视网膜脱离通常是给予病因治疗，治疗针对的是使血管渗漏的炎症或者肿瘤或者全身疾病，或者直接以激光封闭渗漏的来源，使视网膜脱离复位。但是如果经过针对病因的治疗视网膜脱离不能复位，而且持续时间长，所有的办法都已用尽；或者由于玻璃体的混浊使得针对渗漏来源的治疗不能顺利进行时，也可以考虑用玻璃体切割的方法，从眼球内部直接把视网膜铺平。

为什么医生还要检查我的好眼睛？

一眼确诊为视网膜脱离后，另一侧眼也需要进行扩瞳检查。因为有 20% 的患者会有双眼的患病，而且一些与视网膜脱离相关的危险因素也是双眼发生的，如高度近视、格子样变性等。

人的双眼就像双胞胎一样，同时出生、有着同样的遗传和发育背景，因此一个眼球的异常往往在另一个眼球也有相似的问题出现。有的患者会认为是"坏眼睛的病传染了好眼睛""坏眼睛影响了好眼睛"，其实是同样的问题在关系密切的两个眼睛上都会发生。

高度近视眼的眼球经常可以发现一些如格子样变性这样的视网膜的变性区，这些变性区虽然有造成视网膜裂孔的危险，但通常不会造成视网膜脱离，因此对于没有视网膜脱离病史或家族史的"健康者"也不需要进行治疗，只需要定期随访。但一旦有一只眼睛发生了视网膜脱离，那么另一只眼睛的格子样变性区就会被认为是危险的，需要进行预防性治疗。

因此对于健眼的扩瞳检查可以早期发现与视网膜脱离相关的异常，并可以给予及时的预防性处理。同时对侧眼的检查也可以提供对视网膜脱离眼更加深入的理解。

眼科检查的灯那么亮，会不会损伤眼睛？

眼底检查通常要用到裂隙灯和间接眼底镜等强光源设备，这一方面是为了克服眼球内的暗房结构，要有必要的照明强度才能完成满意的眼底检查，另一方面是因为检查玻璃体视网膜的微细结构，需要高光照，强对比度，才能获得良好的立体感。

但大家也可以放心，眼科的检查设备都是通过卫生安全部门的检测后才能投入使用的，短时间的检查对视网膜几乎不会造成损害，而且医生也会根据检查的具体情况调节光源的强度，因此不必担心检查所造成的损害。

在医生检查之后，由于在强光照情况下视网膜感光细胞的感光阈值上升和后像作用，会有短暂的眼前发黑或视朦，只要闭目休息几分钟就可以恢复了。

视网膜脱离的治疗

封闭裂孔时，可采用哪些视网膜黏结的方法？

主要有电凝、冷凝和激光三种方法。这些方法的本质在于人为导致视网膜和其下组织的损伤使其发生炎症反应，使视网膜与其下的色素上皮甚至脉络膜产生牢固的粘连从而封闭裂孔。

电凝是最早采用的视网膜黏结的方法，其原理为采用高频电流通过组织时，由于组织的电阻使得电能转化为热能，在治疗部位产生热量，使组织发生热损伤，继之引发的炎症反应使视网膜黏结。电凝封闭裂孔效果确切而且不会导致视网膜色素上皮脱落的易引发增殖性玻璃体视网膜病变的副作用，但电凝会导致眼球表面巩膜的坏死，再次手术时会导致眼球壁穿破。因此如果采用电凝就需要先做一板层的巩膜瓣，在巩膜瓣下面的巩膜床上电凝，电凝结束后再将巩膜瓣缝回，这样可以保持表层巩膜的完整，减少再次手术眼球穿孔的危险。这一手术操作也因此更加困难和复杂，目前已经很少采用电凝来使视网膜黏结。

冷凝也是通过温度的变化，在冷凝头产生 −60℃的低温，视网膜色素上皮内出现冰晶，色素上皮细胞坏死，出现炎症反应，使视网膜黏结，这一黏结反应导致的视网膜色素上皮疤痕甚至脉络膜视网膜疤痕牢固，而且由于眼球的巩膜和眼外肌的纤维组织以及血管组织可以抵抗 −60℃的温度，因此冷凝治疗后，巩膜表面不留下任何痕迹，也可以隔着眼外肌进行冷凝治疗；同时冷凝手术只需要将冷凝头顶压住相对于视网膜裂孔的巩膜表面，因此操作简便而且可以在间接眼底镜直视下观察视网膜冷凝冰球的出现，冷凝过程在医生的完全控制中。冷凝术后巩膜光整，也可以避免再次手术的巩膜穿破。但冷凝手术有一个重要的缺点是冷凝可以破坏色素上皮的紧密连接，使色素上皮脱落进入视网膜下和玻璃体腔内，而且冷凝对血视网膜屏障的破坏更加剧烈，因此术后容易发生玻璃体和视网膜的增殖膜。另外，冷凝可以导致眼睑和结膜的水肿，因此术中要避免冷凝头接触眼睑和结膜。

视网膜和脉络膜组织中含有丰富的色素，视网膜色素上皮和脉络膜含有大量的黑色素、眼底血管中的血液含有含铁血红素，这些色素可以吸收不同波长的光线的能量，将光能转化为热能。激光为高能量的光线，当其能量被色素组织吸收可以在瞬间产生高热，使局部组织凝固变性、坏死破坏，发生炎症反应而结疤，这是激光导致视网膜黏结的原理。激光治疗的优点在于可以门诊进行，操作简单并且可以在直视下准确定位，并评定治疗反应。视网膜激光分为眼内激光和眼外激光，但都要求在视网膜未脱离或视网膜已经复位后进行，如果存在视网膜下液，由于在色素上皮和脱离的视网膜组织之间存在着大热容量的水分，则色素上皮吸收光能产生的热量不能传导到脱离的视网膜，因此光凝通常无效。

以上三种视网膜黏结的方法都可以使裂孔周围的视网膜与脉络膜形成牢固的粘连。从封闭裂孔的角度来说，三种并无差别。其差别主要在于并发症，如巩膜坏死和术后增殖性玻璃体视网膜病变，以及应用范围，如激光对于已经脱离的视网膜没有作用，冷凝不能用于后极部视网膜等。临床医生通常会根据患者的具体情况选用合适的治疗方法。

哪些手术方法可以治疗孔源性视网膜脱离？

视网膜脱离的手术治疗，其治疗的关键在于封闭视网膜裂孔和减轻或消除玻璃体视网膜牵引。封闭视网膜裂孔的方法已经在前面进行了介绍，但目前很少单纯进行封闭裂孔的电凝或冷凝治疗，往往是在冷凝的基础上在结合巩膜手术的减轻玻璃体视网膜牵引的治疗方法。

减轻或消除玻璃体视网膜牵引可以通过巩膜手术，将眼球壁向内压陷，或使眼球内径缩短，这一治疗的同时也可以将裂孔处的巩膜向眼球内压陷，使裂孔周围的视网膜与其下的眼球壁组织紧密接触，增加裂孔愈着的机会。对于严重的玻璃体视网膜牵引或者有严重的增殖性玻璃体视网膜病变的患者，仅仅依靠巩膜的内陷并不能消减牵引的力量，这时只能通过玻璃体手术直接切除玻璃体或视网膜内外表面的增殖膜，并可以直接展平视网膜，在视网膜复位后行眼内激光治疗，同时封闭视网膜裂孔。

巩膜手术有四类：巩膜缩短术、巩膜内加压术、巩膜外加压术、环扎术。目前多使用后两种，也经常将巩膜外加压术和环扎术结合使用。巩膜缩短是将巩膜切开作层间分离后结扎使巩膜缩短而折叠，形成巩膜嵴；巩膜内加压术是在前面巩膜层间分离后在巩膜层间植入一些物质充填后结扎，使隆起的巩膜嵴更加高而宽，增强了顶压的作用。但这两种手术方法比较复杂而且顶压效果并不比巩膜外加压确切，因此目前已经很少采用。目前使用最多的巩膜外加压手术是用跨度超过顶压物宽度的缝线将外加压物质缝扎于巩膜表面，将全层球壁向眼球内压陷起到顶压的目的，其优点在于手术操作简便，顶压效果可靠，而且可以通过调节缝线的跨度来调整外加压嵴的高度。其缺点在于进行周边部顶压时，外加压物容易暴露及感染。环扎是将眼球的周径缩短，可以解除范围广泛的玻璃体牵引，而且环扎的巩膜嵴是终生存在的，也就是永久的解除或减轻玻璃体视网膜牵引。环扎手术的主要缺点是由于环扎带对眼球的压迫导致眼部血液循环的减少，影响眼球功能的恢复；这种压迫也会导致眼球轴线的延长使患者近视度数加深。

玻璃体手术即玻璃体切割术，是用一种专门设计的玻璃体切割头，进入玻璃体腔，将玻璃体切割。可以比巩膜手术更加直接地解除玻璃体牵引，而且不改变眼球外形，不扰动眼球的血液循环。玻璃体术中可以直接展平视网膜使其复位，同时切除了眼球内的玻璃体，腾出的空间可以注入气体或硅油来进行眼内填充，使视网膜持久复位。但玻璃体切割手术操作复杂，难度非常高，手术并发症也很多，因此经常用于治疗复杂性视网膜脱离，如严重 PVR、巨大裂孔、严重外伤后视网膜脱离等。

还有一种相对简单的视网膜复位手术－充气视网膜固定术，手术时在眼内注入膨胀性气体，待气体膨胀到足够封闭视网膜裂孔大小时，调整患者的头位，使裂孔位于最高位，这样气体由于浮力顶压于裂孔部位，封闭了液化玻璃体进入视网膜下腔的路径，残存的视网膜下液可以被视网膜色素上皮迅速排出，待裂孔复位，立即给予激光治疗封闭视网膜裂孔，就可以治愈。虽然单次手术的成功率不如巩膜外手术，但由于治疗方法简单，患者容易配合，再次手术也较方便，多次手术的成功率与巩膜外手术就相差无几。但这一治疗的缺点是由于气泡的上浮作用，因此只能适用于上方的裂孔，部分适用于发生在侧面的视网膜裂孔，而对下方的裂孔则无能为力（除非患者可以坚持倒立数日）。而且这一治疗方法也只能适用在单一的视网膜裂孔或位于同一象限的多发视网膜裂孔，因此其应用范围狭窄，对于不能配合调整体位的患者，以及有明显增殖性玻璃体视网膜病变的患者并不适合。而且玻璃体腔内注入膨胀性气体，容易导致视网膜新的裂孔的出现，也会加重眼球血眼屏障的破坏，有诱发和加重增殖性玻璃体视网膜病变的可能。

发生了视网膜脱离一定要进行手术吗？可以用"不开刀"的办法治疗吗？

发生视网膜脱离后，除极少数的非常早期的患者可以通过体位控制结合激光治疗之外，其他的患者都要接受手术治疗，只是不同情况的患者适合手术方法不同罢了。

激光治疗在医学上是归类于手术治疗的，但许多患者因为激光治疗没有切口，对之非常喜欢，称为"不开刀"的治疗方法。

那些非常早期的孔源性视网膜脱离，如果视网膜脱离仅累及裂孔周围局灶部位，视网膜脱离不高，可以用激光包围视网膜脱离的范围，在视网膜脱离周围筑起一道堤坝，使其不再扩大。然后通过体位的调整使视网膜裂孔处于最低位，限制眼球活动，使液化玻璃体不再通过视网膜裂孔进入视网膜下，并使脱离部位的视网膜下液逐渐吸收，当视网膜完全平复后再在裂孔部位补充光凝。

对于很早期的视网膜脱离患者，其视网膜色素上皮的功能仍然良好。可以通过包扎双眼，限制活动，并让患者保持裂孔在最下方的特定体位，使视网膜下液吸收。在这短暂的视网膜重新复位的时间内进行激光治疗直接封闭裂孔，或者包围裂孔周围，也可以达到治愈视网膜脱离的目的。

由此可见，"不开刀"的治疗方法只能局限在非常早期的患者，因为这时候视网膜下液的量不多，视网膜色素上皮的功能仍然可以代偿迅速吸收视网膜下的液体。而早期发现视网膜脱离则需要患者和医生的共同努力。除了医生的职业敏感性，患者也要有一定的视网膜脱离的常识，懂得自我保护，一旦有眼部不适及时就诊，这也是本书的目的所在。

什么是充气视网膜固定术？

充气视网膜固定术，是一种相对简单的手术方式，其治疗视网膜脱离的原理在于利用气体的浮力和表面张力。当眼内注入气体之后，气泡上浮，其表面张力可以将上方的视网膜裂孔封闭。此时，视网膜色素上皮的"泵"功能就会开足马力，迅速将残余的视网膜下液排出。待裂孔周围的视网膜完全贴附回去，给予激光治疗，使裂孔愈合；或者在注入气体的同时进行冷冻治疗，使视网膜裂孔结疤愈合。眼内的气体会溶解在水内，通过血液循环而吸收不留痕迹。

眼内注入的气体需要有一定的体积，这样才会有足够的裂孔接触面积来封闭裂孔，而且需要在眼内存留一定的时间，保持到裂孔愈合为止。所以临床通常使用可以膨胀的惰性气体来进行这样的手术。

这里所说的惰性气体不是化学概念的惰性元素（氟、氯、溴、碘、砹）的气体，而是指一种无色、透明、对人体无毒性的气体，之所以称它为惰性气体是因它的化学和生物学惰性，即不与其他物质起反应，稳定性好。将它注入眼内后，经过很长时间方被缓慢吸收。通常医生喜欢用的是 C_3F_8 和 SF_6。如果注入 100% 浓度的惰性气体，这些气体就会吸收血液中所溶解的气体，而发生膨胀，在之后的 2~3 天膨胀到最大体积，以后又会逐渐吸收。由于这些气体分子量较大，不易溶解于水，因此会在眼内持续存在 2~4 周左右的时间。这样就可以达到手术时注入少量的气体，却能封闭裂孔并持续一定时间的目的。

充气视网膜固定术由于治疗方法简单，患者容易配合。虽然单次手术的成功率不如巩膜外手术，但再次手术也较方便，多次手术的成功率与巩膜外手术相比就相差无几。这一治疗的缺点是由于气泡的上浮作用，因此只能适用于上方和部分侧面的视网膜裂孔。而且这一治疗方法也只能适用在单一的视网膜裂孔或相距较近的多个视网膜裂孔，因此其应用范围狭窄。对于不能配合调整体位的患者，以及有明显增殖性玻璃体视网膜病变的患者并不适合。而且玻璃体腔内注入膨胀性气体，容易导致视网膜新的裂孔的出现，也会加重眼球血眼屏障的破坏，有诱发和加重增殖性玻璃体视网膜病变的可能。

什么是巩膜外手术（外路手术）？

外路手术是指手术操作基本都在眼球外进行，巩膜是眼球的外壁，因此又称为巩膜手术。所谓巩膜外手术是和巩膜内手术相对的，指的是巩膜外加压术和环扎术。前面说到巩膜手术有四类：巩膜缩短术、巩膜内加压术、巩膜外加压术、环扎术。其实临床已不常用前面的两种方法，巩膜外加压术和环扎术还是目前经典的手术方法，根据患者的病情可以单用一种或者两种联合使用。

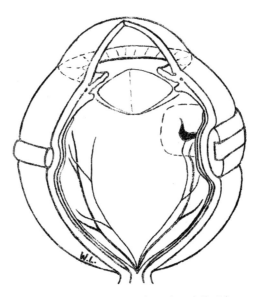

巩膜外加压及环扎示意图（王玲绘图）

巩膜外加压和环扎手术都是通过在眼球表面缝扎一种硅胶物质，利用硅胶的加压块或环扎带来压迫巩膜，使全层球壁向眼球内压陷起到顶压的目的。巩膜外手术的原理首先是通过直接顶压眼球壁，缩短物理距离，来使眼球壁接近和封闭裂孔，并且可以解除或减轻玻璃体对视网膜的牵引。另外，顶压眼球壁，可以使眼球壁的外形改变，也可以促进视网膜进一步与眼球壁紧密相贴。

这里要谈到经典的"手套原理"。大家都知道戴着橡胶手套的手如果弯曲起来，手掌部位的部分手套会离开手掌心，而手背部位的部分却会绷紧在手背上。这是由于橡胶手套的弹性，如下页图右面所示，橡皮手套的弹性张力方向在弧线的切线方向，而在一点的合力方向则朝向圆弧的圆心方向，在手心为离开手心，在手背则紧压手背。

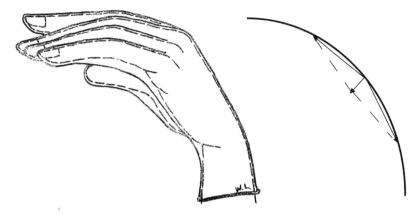

手套原理示意图（王玲绘图）

同样，正常的眼球壁也为圆弧形，视网膜自身的弹性作用导致的合力方向也是指向眼球中心，也就是视网膜的弹性使得它有脱离开眼球壁的"冲动"。只是由于色素上皮的"泵"功能以及玻璃体的支持作用使得视网膜安安稳稳地留在原位，一旦色素上皮功能受损，视网膜就容易脱离，这是视网膜脱离的深层机制。

通过巩膜外加压，眼球壁由于加压块的作用，形状发生改变，变为弧线向外的圆弧形，这时视网膜的弹性就会使视网膜向眼球外绷紧－紧贴向眼球壁，这一改变了的方向使得视网膜自身就有贴附在眼球壁的倾向，因此也就更加容易使视网膜复位。

外路手术的优点在于操作简便，顶压效果可靠，如果不进行放液操作，就是一个单纯的眼球外手术，对眼内组织扰动少，避免了眼内感染的可能性。而环扎术造成的巩膜嵴是终生存在的，也就是永久地解除或减轻玻璃体视网膜牵引。

外路手术的缺点在于眼球壁的变形，会导致术后的屈光异常。加压块可以引起散光、环扎则会导致眼球轴线的延长使患者近视度数加深。同时施行外路手术需要牵引控制眼球运动的眼外肌，有时加压块会放置在眼外肌下，影响眼外肌的运动，会导致术后的斜视、复视。另外，由于环扎带对眼球的压迫比较明显，可能会刺激眼球的睫状神经，引起环扎痛。

什么是玻璃体切割术（内路手术）？

玻璃体切割术就是用切割的方法将玻璃体切除，通过切除玻璃体可以直接解除玻璃体视网膜牵引，去除增殖性玻璃体视网膜病变的增殖膜，直接展平视网膜，并封闭视网膜裂孔，通过往眼内注气或注硅油对视网膜进行持久的顶压。由于是在眼球内进行视网膜脱离的复位手术，因此也被医生通俗的称为内路手术。

由于玻璃体的凝胶状结构和黏附性，玻璃体长期以来都是眼科手术的禁区，任何对玻璃体的扰动，都会使玻璃体粘连在进入的伤口上，并导致玻璃体对视网膜的牵引，而且医生也无法在不牵拉视网膜的情况下将玻璃体清除干净。

1972年，美国医师 Machmer 博士发明的玻璃体切割技术，通过精巧的设计，终于使得玻璃体的无损伤切除变为可能，从而引起了视网膜手术的革命性进步。视网膜脱离手术成功率也随之突飞猛进，许多本来被判定为得了不治之症的视网膜脱离患者也重新获得了治疗的机会。

通常的玻璃体切割手术是用锋利的穿刺刀在锯齿缘前方的睫状体平坦部做3个切口，进入眼球内的玻璃体腔，分别放置照明眼内组织的导光纤维、玻璃体切割头和填补玻璃体缺失、维持眼内压的灌注头。因此又被称为闭合式三切口玻璃体切割术、经平坦部玻璃体切割术。由于玻璃体的纤维是手拉手似的相互纠缠在一起，而且是凝胶状的结构，正如诗仙李白在一千多年前告诉我们的"抽刀断水水更流"，不但不可能用常规的方法切除，而且会黏附在手术刀和手术切口上造成不可收拾的结果。Machmer 博士的设计是通过一个玻璃体切割头，其末端有很小的开口，通过负压将玻璃体吸入开口内，开口处有一锋利的切割刀，在气体或电力的作用下快速地在开口处进行切割动作，由于切割的频率很快，可以达到每分钟 2500~5000 次，甚至可以达到10000 次，因此每次开口吸入的玻璃体都只有极少的量，从而避免了切割玻璃体时对周围组织特别是视网膜的牵引。

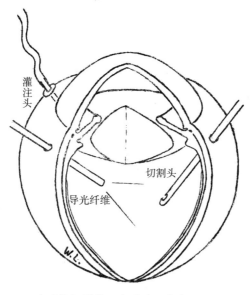

灌注头

切割头

导光纤维

玻璃体切割术示意图（王玲绘图）

由于玻璃体切割可以清除玻璃体，比巩膜手术更加直接地解除玻璃体牵引，而且不改变眼球外形，不扰动眼球的血液循环。玻璃体术中可以直接展平视网膜使其复位，同时由于切除了眼球内的玻璃体，腾出的空间可以注入气体或硅油来进行眼内填充，使视网膜持久复位。但玻璃体切割手术操作复杂，难度非常高，手术并发症也很多，因此经常用于治疗复杂性视网膜脱离，如严重 PVR、巨大裂孔、严重外伤后视网膜脱离等。

玻璃体被切割后对眼球有什么影响？

玻璃体切割对眼球正常的生理功能没有明显的影响。在玻璃体切割后短期内，眼内由惰性气体或硅油所充填，随着气体的吸收或硅油取出，玻璃体腔内便为睫状体产生的房水所充填。玻璃体的成分中99%为水，因此两者并无明显的差异。我们说玻璃体的特性有三：黏弹性、渗透性和透明性。透明性决定了玻璃体的屈光特性，而代替它的房水也是透明的；渗透性决定了玻璃体提供营养物质给周围组织的功能，房水也可以完全替代。而黏弹性提供了对眼球外形和对视网膜的支持，它取决于成形玻璃体的存在，在玻璃体液化后成形玻璃体已经浓缩，早已经没有了支持的作用。因此用房水来替代玻璃体对眼球组织并无显著的影响，这也为50多年的玻璃体切割手术历史所证明。

其实孔源性视网膜脱离的眼球，在发病之前必然有着程度不同玻璃体的液化，液化的玻璃体其实也是来源于房水。因此，孔源性视网膜脱离眼，其玻璃体腔大部分已经被房水所充填，只是多了些浓缩的玻璃体。因此严格地说，在孔源性视网膜脱离眼，玻璃体切割只是切除了浓缩玻璃体和造成增殖性玻璃体视网膜病变（PVR）的色素细胞及其增殖膜等致病因子，并未改变眼球内的组成和结构。

对于老年患者，由于房水较玻璃体含氧量更高，会导致在玻璃体前方的晶状体出现核硬化，这也是玻璃体切割手术的常见并发症。

为什么要注气或注硅油？

由于孔源性视网膜脱离术中医生会用激光光凝或者用冷凝的方法使裂孔周围的视网膜黏结以封闭裂孔，但光凝和冷凝后视网膜黏结的时间需要10~14天，在此期间视网膜裂孔仍然会重新开放导致手术失败，因此在玻璃体切割治疗孔源性视网膜脱离的手术结束时，要在眼内注入惰性气体或硅油，这一步骤称为气体或硅油内填充。通常患者俗称为"打气"或"打油"。

所谓惰性气体是一种无色、透明、对人体无毒性的气体，之所以称它为惰性气体是因它的化学惰性，即不与其他物质起反应，稳定性好。将它注入眼内后，很长时间方被缓慢吸收。通常医生喜欢用的是 C_3F_8 和 SF_6。而硅油则是一种无色透明的黏滞性的油性液体，它也是一种化学惰性的液体，在眼内不会被吸收，需要再次手术将硅油取出。不论气体还是硅油，由于都是与水不亲和，当它们在眼内时可以隔绝视网膜裂孔与液化玻璃体，从而达到封闭视网膜裂孔的作用。在气体吸收或硅油取出之前的这一段时间内，视网膜裂孔可以逐渐愈合。

由于气体和硅油都比水轻，它们在眼内都是向上浮起的，因此要达到封闭视网膜裂孔的目的就需要将视网膜裂孔保持在最高位，以保持气体或硅油对视网膜裂孔的确切封闭。

在巨大裂孔和黄斑部视网膜下出血的患者还可以利用气泡或硅油的浮力来托起视网膜使视网膜牢固复位，不致翻转；或者驱赶视网膜下出血，使其离开黄斑区。

为什么手术之前医生会把我的双眼都包起来？

在准备进行视网膜脱离手术之前，有时医生会将患者双眼包扎，并要求患者保持一定的体位静卧一日或数日。这样做的目的是为了使患者的视网膜脱离尽量减轻甚至复位，至少使视网膜脱离不再进一步发展。

双眼包扎、保持静卧即制动。前面说到视网膜脱离的发展离不开液化的玻璃体不断进入视网膜下的冲击。在眼球运动时一方面液化的玻璃体在玻璃体腔内形成涡流，容易通过视网膜裂孔进入视网膜下；另一方面已经进入视网膜下的液体会随着眼球运动对脱离和未脱离的视网膜之间的分界处产生冲击，好像楔子劈柴使未脱离的视网膜分离开来，又如大浪淘沙，侵蚀堤坝使得视网膜脱离的范围日趋扩大。使眼球制动则阻断了视网膜下液体的来源，也防止了视网膜脱离的进一步发展。由于视网膜色素上皮的强大"泵"功能，当没有新的玻璃体液进入视网膜下时，可以迅速地将视网膜下液泵出视网膜下，使视网膜脱离减轻甚至视网膜脱离完全复位。这时手术的难度会减小，甚至可以用前面说的"不开刀"的治疗方法来治愈视网膜脱离。

而所谓的保持体位就是通过对患者体位的调整，使得视网膜裂孔保持在眼球的最下方。如裂孔在上方则低枕仰卧位、如裂孔在下方则高枕或半卧位、裂孔在鼻侧则鼻侧卧位、裂孔在颞侧则颞侧卧位、后极部裂孔则仰卧位。大家都知道"水往低处流"，视网膜下的液体就可能会有一部分通过视网膜裂孔流入玻璃体腔；而且这时脱离的视网膜的边界在高处，也就可以避免视网膜下液的重力作用导致的视网膜脱离的发展；浓缩的玻璃体（称为成形玻璃体）也会由于重力作用堵塞在视网膜裂孔处，阻断了视网膜下液体的来源，同样可以依赖视网膜色素上皮的"泵"功能使得视网膜脱离减轻。

因此，通过制动和保持体位是视网膜脱离手术之前非常重要的治疗环节，希望患者能够努力配合医生，千万不要为了日常生活的便利而不能坚持或者阳奉阴违，达不到治疗的目的。

准备进行视网膜脱离手术，会用到哪些用药？

一旦诊断为孔源性视网膜脱离，医生就会有医嘱用药，最首要的就是用阿托品眼药水扩张瞳孔。

局部滴用扩瞳眼药水，可以保证瞳孔充分散大，这样一方面可以避免视网膜脱离后眼部炎症反应导致的瞳孔后粘连，另一方面也便于医生随时观察眼底情况。而且扩瞳眼水的另一个重要作用是麻痹睫状体的肌肉，使睫状体松弛、休息，避免炎症充血和刺激。通常使用的为阿托品眼药水，如果有过敏或不良反应可以改用后马托品或托吡酰胺（双星明）眼药水。由于阿托品眼水可以通过鼻粘膜吸收导致一些全身性不良反应，如面色潮红、心跳加快、口干舌燥等，因此滴阿托品眼水后必须压迫内眦（内眼角）部位3~5分钟，避免阿托品药水经过泪道流入鼻腔。

由于正常人的结膜囊（眼白）和睫毛根部以及眼睑边缘的腺体内均为有菌状态，有多种条件致病菌，这些细菌在正常情况下毒力不足以导致感染。而眼内玻璃体是"良好"的细菌培养基，同时眼内环境封闭，抵抗感染的免疫细胞不能抵达。由于在术中需要做切口进入眼内，如果这些细菌被带入内，就会导致非常严重的感染。因此在术前医生还会在手术眼局部滴用抗菌素眼药水以预防感染。

有些严重的患者可能在视网膜脱离的同时伴有脉络膜的脱离，这时眼内的炎症反应剧烈，术后形成增殖性玻璃体视网膜病变的机会也大大增高。医生会给予全身或局部应用应用皮质类固醇激素来治疗，常用的有地塞米松、强的松和甲基强的松龙等，也有的医生会静脉应用普鲁卡因（静脉封闭）来治疗。

术前有哪些注意事项？

术前要放松身心，保证充足的睡眠，注意保暖，保持室内空气清新，预防感冒。如有感冒、发热、咳嗽、月经来潮时应及时报告医生，以免影响手术安排。同时应戒烟酒，选择清淡易消化的食物，避免辛辣刺激性的食物，保持大便通畅。

术前1天做好全身清洁，包括理发、洗头、洗澡、剪指甲。不带饰物如耳环、戒指入手术室，有活动假牙要取下。术前不宜吃得过饱，以免加重术后呕吐不适。术前要排空大小便。

在术中要注意尽量避免咳嗽、打喷嚏，如确实无法避免时应告知医生暂停手术操作，待咳嗽停止再进行手术，以防发生意外。这里提供一些控制咳嗽、喷嚏以减少眼部震动的方法：1.张大口深呼吸；2.舌尖顶上颚；3.指压人中。

视网膜脱离术后的问题

视网膜脱离术后还要保持体位么？

玻璃体手术（内路手术）后因为需要在眼内充填气体或者硅油，通常都需保持特定的体位，甚至要患者保持俯卧位。原则上是使视网膜裂孔位于高位，即对上方裂孔，应取坐位或半卧位，夜晚睡觉床头要垫高；鼻侧或颞侧裂孔要保持侧卧位，使裂孔在上方；对黄斑裂孔或术中行完全性气-液交换或注硅油的患者术后应取俯卧位或低头位，以保证气泡或硅油顶压在裂孔位置的视网膜。晚间或长时间低头疲劳的患者可以适当侧卧，但绝对不可以仰卧位，以免引起继发性青光眼或并发白内障。

玻璃体切割眼内填充术后保持体位的目的有两点：封闭裂孔和预防并发症。封闭裂孔是用气体或硅油的表面张力使得裂孔封闭，玻璃体腔内的液体不能通过视网膜裂孔进入视网膜下，这样在经过治疗后的视网膜裂孔愈合期间不至于由于玻璃体液的冲击而使裂孔重新开放。预防并发症主要的是避免继发性青光眼或并发白内障。气体可以阻断晶状体来自于玻璃体的营养供应，因此要尽量避免气体与晶状体接触或尽量避免气体与晶状体完全接触，以免晶状体营养供应被阻隔而导致并发性白内障。由于晶状体位于玻璃体前方，因此要尽量低头，使晶状体位于最低位，以使气泡上移离开晶状体。仰卧位时由于气泡的浮力作用会推压晶状体虹膜隔向前移动，堵塞眼内液体流出的途径——前房角，导致继发性青光眼，因此在气体或硅油填塞的眼球一定要绝对避免仰卧位。

这里说的体位实际上是眼球或者是头部的位置，其实患者可以或坐、或立、或卧，只要头部保持在医生指导的位置方向上就可以了。

巩膜外手术（外路手术）的患者一般术后不会有特殊的限制体位。如果术中没有放出视网膜下的液体，或者没有完全放出视网膜下液体，就有可能会包扎双眼，制动1~2天，以利于视网膜下液的吸收。在某些特殊情况下例如术中有脉络膜或视网膜下的出血，医生也会指导患者保持出血部位低于黄斑的体位，以避免出血累及黄斑。

前面说的体位，实际上是指头部或眼球保持的方向，而与身体的位置无关。不管是外路还是内路手术，一般都不会要求患者完全静卧，往往鼓励患者早期下床活动。这样既可以避免长期卧床带来的全身并发症，也可以减小手术对患者的心理冲击，减轻患者的恐惧和焦虑情绪，利于早期恢复。

视网膜脱离复位术后，患者的生活起居有哪些注意事项？

手术当天应卧床休息，不要用力挤眼，避免头部用力及碰伤，术后如有头疼、眼痛等不适时，可随时唤铃呼叫医师及时处理。由于术中可能牵拉眼部肌肉，术后可能会反射性地引起胃部不适和恶心、呕吐等情况，这属于术后的正常反应，可以少食多餐，尽量进食，千万不可"因吐废食"，以免引起低血糖和水－电解质紊乱。

前面谈到增殖性玻璃体视网膜病变（PVR）时讲过，通常的炎症愈合过程对视网膜脱离反而起着使病变更趋严重的作用。因此千万不要因为做了手术就像其他部位术后一样大吃补药、补品，或是食用高营养、高蛋白的食品。应以清淡易咀嚼易消化的食品为主，增加粗纤维食物，尽量多食新鲜蔬菜、水果及适量的猪肝等，避免食用辛辣刺激性食物。其实眼部的手术都是在显微镜下进行的，操作精细，手术损伤极小，无需因此而"补身体"。禁忌吸烟，饮酒。

由于解大便时屏气、剧烈咳嗽都会使得腹腔压力增高，影响静脉回流，进而影响眼眶部的血液循环。因此要尽量保持大便通畅，有便秘、咳嗽症状要及时告知医生、护士，以便及时处理，以免影响病情恢复。

视网膜脱离术后多久可以洗头、洗澡？

视网膜脱离手术因为有球结膜和巩膜的伤口，所以在术后的短期不可以被水污染眼球。但仍然可以正常的洗脸，只要水不进入结膜囊（睑裂里面）就好。洗脸可以清除颜面部的污垢，保持眼球周围组织的清洁，对于预防术后的感染有重要的作用。至于眼睑边缘由于术后的刺激，分泌物增多，则需要医护人员或者患者家属来帮助清洁。方法是用清洁的棉签，在上面滴 2~3 滴抗菌素眼药水，注意不要让眼药水的瓶口接触棉签以免污染，然后将湿润的棉签在眼睑边缘轻轻擦拭，把分泌物清除干净。很多患者以为术后不能接触眼睛，便从不洗脸，眼睑边缘有许多分泌物，有些甚至结痂，这是非常危险的。因为分泌物是"很好"的细菌培养基，这些分泌物不去除，细菌就会在其中生长，在眼球伤口周围有这么多的细菌，感染的风险就非常大了。

术后 1 周内，眼球表面的球结膜伤口就会愈合，不用害怕少量的水进入眼睑，这时就可以洗头、洗澡了。当然在球结膜之下的巩膜伤口愈合的时间要超过 1 个月，所以在术后的 1 个月内不能进行任何把眼睛浸入水里的动作，例如游泳等。

视网膜脱离术后需要绝对卧床休息吗？

视网膜脱离术后的当天一般医生会要求患者静卧休息，但这是出于缓解术后的疼痛刺激和心理冲击，对于视网膜的复位并无任何影响。因此如果患者体力允许，手术刺激不大，有时医生也会鼓励患者下床活动。

这之后医生会要求患者多下床走动，即便是眼内注气或注硅油需要俯卧的患者。因为早日下床活动，对患者来说就是病情恢复的开始，尤其是术前进行制动和体位限制的患者，终于可以解除床榻的束缚，有助于患者的身心恢复。长期卧床对心血管系统也有不利的影响，特别对于老年患者，而且卧床不利于肠道运动，容易便秘，这些都是要尽量避免的。

对于术后注气或注硅油需要俯卧的患者，其实只要头冲着地面，保持俯卧的姿态，身体的位置是没有任何影响的，可以坐着也可以站着，走动也没有关系，有的患者诙谐地称之为"低头认罪"的姿势。

视网膜脱离术后多久可恢复工作？

视网膜脱离的恢复期主要决定于视网膜裂孔牢固愈合所需的时间，一般为术后 2 周。对于冷凝治疗的患者视网膜裂孔产生牢固愈合的时间约为术后 10~12 天，电凝治疗的最大黏结时间为 6~10 天，激光治疗的最大黏结时间为 7~10 天。在此期间一定要注意避免眼球剧烈运动的工作。

视网膜脱离术后可以适当看电视。但对于看报纸和读小说，由于在阅读这些消遣性读物时往往会"一目十行"，眼球频繁地做往复运动，不断有液化的玻璃体冲击视网膜裂孔边缘，不利于视网膜裂孔的愈合，要尽量避免。

视网膜脱离术后能看电视、用电脑吗？

对于电视，回答是两个字：可以。但时间不可过长，以免眼睛过度疲劳以及闪烁光线刺激眼球。要在两周之后才能恢复正常的生活。

需要提醒的是面对电脑的工作要延迟到术后 2 周。因为面对电脑，人的眨眼次数会减少，不利于正常泪液对眼球的润滑和清洁作用。而且通常面对电脑的工作距离非常近，眼球需要频繁地做往复运动，屏幕越大，眼球的运动就越剧烈，这对视网膜裂孔的愈合显然是不利的。至于打游戏，那就不必问了吧。即使您是个"骨灰级"的游戏狂，恐怕也要暂时"金盆洗手"了。

视网膜脱离术后多久可以恢复运动？

要具体地看是何种运动。如果是散步或慢跑，术后就可以开始。但如果运动时有大量的体力消耗，或者运动时有频繁的眼球运动，如打乒乓球，还是执行前面的标准，术后 2 周。由于巩膜伤口愈合要超过 1 个月，在术后 1 个月内要避免游泳等将眼球完全浸没于水内的运动。具有对抗性的运动，如球类运动等，会有误伤眼球的风险，需要特别地小心对待，运动前一定要佩带防护眼镜。

对于跳水、拳击、足球（用头顶球）等对头部或眼部有明显冲击的运动，建议尽量少参加。如果是运动员的话，则要等到视网膜牢固

近视、黄斑病变和视网膜脱离

174

愈合之后，在医生的监护下才能进行。所谓视网膜牢固愈合，是指不但是经过治疗的视网膜裂孔已经愈合，而且增殖性玻璃体视网膜病变（PVR）对裂孔和其他部位的视网膜的牵引也已经消退。由于PVR的高峰在术后4周，4~6周后会逐渐消退，因此在术后2~3月，经医生检查没有异常情况就可以认为是获得了视网膜的牢固愈合。

手术的方式也需要注意，如果是玻璃体切割手术，注气或注硅油之后的，要等待气体吸收，或硅油的位置稳定才能开始进行相对温和的运动。有硅油在眼内的时候都要尽量避免剧烈的运动，以免影响硅油的位置或导致硅油的提前乳化。

无论是日常生活还是运动都要绝对避免碰触或误伤眼球。

视网膜脱离术后眼药水要滴多长时间？

在视网膜脱离术后，医生常规会给予抗菌素眼药水和抗炎的眼药水，术前使用的扩瞳药水也要继续使用。

使用抗菌素眼药水的目的是为了预防术后的感染，由于眼结膜伤口的愈合只要5天左右的时间，因此抗菌素眼药水也只用滴一周的时间就足够了。

抗炎眼药水是为了抑制术后眼内的炎症反应。常用的为皮质激素类的如地塞米松滴眼液、泼尼松龙滴眼液，非甾体抗炎药如普拉洛芬滴眼液、双氯芬酸钠滴眼液等。通常眼内的炎症反应在术后1~2周会逐渐消退，因此抗炎的眼药水也就需要使用2周左右的时间。我们说过，正常的炎症愈合反应在眼内往往会导致严重的并发症，这是医生所不愿看到的。因此医生会根据术后眼内的炎症情况，酌情给予抗炎的眼药水，有时候时间会延长至术后的1~2个月。

长时间的使用抗炎药物，就要注意这些药物可能引发的不良反

应。对于皮质激素来说，最明显也是最严重的并发症是眼内压升高 -
继发性青光眼。继发性青光眼往往发生在连续使用皮质激素 1 个月
的患者中，但对激素敏感者可能在 2 周时就会出现眼压增高。视网膜
脱离患者大多为近视眼，对皮质激素的升高眼压作用特别敏感，更加
容易发生这一并发症。因此在术后复查时，医生都会要注意眼压的问
题，有时还要用非接触式眼压计或压平眼压计来测量和随访眼压。非
甾体类抗炎药虽然没有眼压增高的问题，但却有致命的缺点，会导致
角膜的无菌性溃疡，严重时甚至可以导致角膜溶解。因此非甾体抗炎
药临床使用一般不能超过 2 周。

为什么玻璃体腔注气术后会觉得视物不清？

在玻璃体腔注入气体后，气体与眼内原有的水之间存在着界面，
这一界面由于表面张力而呈圆弧形。当外界光线入射时，大部分的光
线将在这一界面被反射，不能照射到视网膜表面。其他的少部分光线
虽然可以到达视网膜表面，但由于界面的折射，形成的也是高度畸变
的影像，不能辨认。患者就会觉得看东西完全看不清楚。

当气体逐渐吸收，气泡界面逐渐上升，一部分上方的入射光线可
以不经过气泡与水的界面而直接到达下方视网膜，这时患者又可以重
新看见了，但只能看见上方的物体，下方的物体仍然被浮于上方的气
泡所遮挡（由于前面所说小孔成像的原理，下方视网膜感受的是上方
的视野）。患者也可以看到气和水之间的界面，由于界面的反射，闪闪
发光，会觉得是水面，"水面之下"（其实是气体界面的上面）的物体
看不见。随着眼球的运动，"水面"也会有波动，这也是患者经常主诉
的问题。

随着气泡逐渐减小，患者所能看见的视野范围越来越大，"水面"

越来越小，最后只有下方一小部分视野仍被阻挡，就像路面上的小水塘一样。这时患者的视力也就基本恢复了。

注气或注硅油后趴着睡，眼睛为什么会肿？

很多患者在玻璃体切割术注气或注硅油后，经过两三天的俯卧位发现自己的眼睑浮肿，有时另外一边的眼睑也会肿胀，还会有眼睑的紫红色淤血，有人说"肿得像个桃子"。患者和家属都很担心是不是出了什么问题。其实这是俯卧体位的关系。越是严格地俯卧越容易出现这样的情况，医生还会表扬患者趴得好。

眼睑皮肤的皮下组织最为疏松，在俯卧体位时颜面部的血液回流阻力较直立体位时增大，液体成分淤滞于下方，即颜面部就会发生肿胀。而在最疏松的眼睑部位，最容易发生水液的储留从而发生明显的肿胀。其实日常生活中也经常有人说"睡得太久了，脸都肿起来了"，也是同样的道理。而如果在肿胀的同时毛细血管的通透性发生了改变，血液成分漏入组织内，就会发生组织的淤血。

随着病情的好转，逐渐转为直立体位，这些肿胀和淤血都会很快地被吸收，不留痕迹。这也是为什么在手术之后，医生总是要鼓励患者多下床走动的缘故。虽然是要求俯卧位，但其实只要保持低着头，眼睛朝下，身体在什么位置上是没有任何关系的。

做了玻璃体切割手术，眼内打了气，为什么不能乘飞机？

玻璃体手术后眼内气体填充或充气视网膜固定术的患者由于眼内有气体的存在，医生会告知不可以乘飞机。这是关于眼球内压力和大气压力的问题。眼球的压力是眼球内压力减去大气压力后的差值。

通常地平面的大气压为 760mmHg（毫米汞柱），在乘飞机时，上升的飞机逐渐攀升到高空，此处大气压力显著降低，当飞机上升到2500米时，机舱内的压力降低到564mmHg，当然飞机有可能飞得更高，机舱内压就更低。由于压力的变化对水的体积影响不大，对于体内大部分成分为水的人体来说，并无多大影响。

但对于其内充填了气体的眼球来说，情况就有了非常大的变化。因为气体的体积随压力的变化有非常显著的扩张和缩小。当飞机逐渐上升时，外界大气压降低，眼内压也应随之降低来维持正常约10~21mmHg的眼压。这时眼内的气泡将会膨胀来同步降低压力，以2500米高空为算，假设原先的眼压为15mmHg，眼内气泡的体积将按（760+15）/（564+15）的比例增加。但眼球的体积有限，如果原光在地平面时眼内的气泡体积超过一定的量，气泡体积的膨胀就不足以代偿气压的降低。随着飞机的上升、外界气压的降低，眼压就会快速上升，患者就会感到剧烈眼痛，当眼压超过了视网膜动脉的灌注压时，就会感到光感丧失。这将会对患者的视力造成不能挽回的伤害，因此没有医生的许可，凡曾眼内注气的患者均不能乘坐飞机。

一般来说眼内的气泡体积超过0.6毫升（即眼球体积的10%），眼内气泡体积的膨胀就不足以代偿气压的降低导致的气体膨胀的体积，当然如此精确的数值需要医生检查后才能确定。由于浮于上方的气泡在眼内的反光，患者可以感觉在视野的下方有一个"水面"，有的患者称之为"水塘"，如果自己能看见"水塘"，就表示眼内仍有气体留存，一般来说是不能乘飞机的，至少需要看医生才能确定能否乘飞机。但如果患者的家属能在患者眼球的瞳孔区看见气泡，就意味着眼内气泡至少超过了1/4的眼球容积，这时是绝对不能乘飞机的。

视网膜脱离术后仍有闪光感，这是视网膜脱离复发吗？

不是。患者在视网膜脱离术后，眼内的玻璃体在眼球运动时刺激视网膜就会出现闪光幻视。前面也已经说到视网膜受到眼内的机械刺激，例如玻璃体拍击视网膜，成形玻璃体在视网膜表面划过，或者玻璃体牵拉视网膜等，都会导致视网膜的神经细胞发生异常的神经冲动，传递到大脑而出现闪光感。巩膜外术后眼内仍然有大量的成形玻璃体，有时在术后发生更加明显的后脱离；玻璃体切割后仍然会有残余的玻璃体在眼内，这些玻璃体在随眼球运动后的惯性运动中都有可能拍击视网膜导致闪光感的出现。

在玻璃体切割术后眼内注气或注硅油的患者，由于气泡或硅油泡的折射和反射，在强光下有时也会有光线闪耀的感觉，这也是正常的现象不必担忧。

当然，如果在某一固定的方向上反复出现闪光感，这有可能是玻璃体对视网膜的持续牵拉，需要请医生仔细检查，排除视网膜受牵拉或裂孔的可能。

视网膜脱离术后仍有飞蚊现象，这正常吗？

在视网膜脱离术后，视网膜已经重新贴附到原来的位置，视网膜的感光功能逐渐恢复，很多患者都会发现有轻重程度不一的飞蚊征。这是在病情恢复过程中的正常现象，也说明了视网膜的功能正在逐渐恢复。许多白内障术后的患者也会有相似的发现。

视网膜脱离的患者，其玻璃体大多有明显的混浊，有的还伴有从视网膜下经过视网膜裂孔游离到玻璃体腔内的成簇的色素细胞，以及视网膜被牵破时的出血，这些都是飞蚊征的来源。但在视网膜脱离时，由于视网膜功能受损，整个视野发暗甚至缺损，患者不能感知这些混浊物。只有到视网膜复位，视功能恢复时，才能发现这样的混浊。这就如在阳光灿烂的日子里，人们常常可以看见空气中漂浮的尘埃，而在阴天就看不到了是一样的道理。随着病情的逐渐恢复，这些混浊也有的会逐渐被吸收，有的会沉入下方玻璃体，不被发现，飞蚊征也就慢慢地减轻了。

视网膜脱离复位术后患者出院后需要注意哪些问题？

回家途中乘坐交通工具必须要注意是否有眼内注气，如果眼内有气体填充，则禁忌乘飞机。因为在高空机舱内气压较低，眼内气泡膨胀，会导致急性眼压增高，剧烈眼痛，甚至会导致视力丧失。而患者乘坐汽车时，尽量坐在车的前部，避免剧烈颠簸。尽可能不坐摩托车，不骑电瓶车。乘飞机遇起飞和降落过程或高空中遇气流发生颠簸时，要系好安全带，平稳地靠在座椅上，尽量避免头部震荡，以免再次发生视网膜脱离。

回家后仍然要注意个人清洁卫生，避免眼部感染。在结膜伤口愈合时，通常会感到痒感，千万不要揉搓眼睛，以免挫伤眼球、引起眼部的感染。注意保暖，预防感冒咳嗽，遇大力咳嗽或打喷嚏时，应用舌头顶住上腭，防止患者视网膜再次脱离的发生。

视网膜脱离复位术后仍然要定期到医院随访复查，以观察视网膜裂孔的愈合情况，以及眼部炎症反应的消退情况，并及时发现和治疗增殖性玻璃体视网膜病变。只有医生看见原先导致视网膜脱离的视网膜裂孔周围已经有了疤痕愈合的特征－椒盐样色素改变才能最后确认病情的痊愈。

与前面所述视网膜脱离的早期症状一样，如果眼前出现骤然增多的黑影和闪光感，一定要立即赴医院散瞳检查眼底，以早期发现视网膜病变，及时治疗，防止视网膜再次脱离发生。

还有，千万不要疏忽了对侧眼，视网膜脱离的对侧眼是视网膜脱离发病的危险因素之一，一定要定期进行扩瞳眼底检查。如果有任何的飞蚊征和闪光感也要及时就诊。

视网膜脱离术后多久视力能恢复？

与视网膜脱离术后视网膜复位相对应，患者往往在第二天就会觉得看东西明亮了许多，原先扭曲的形象也逐渐清晰，但随着时间的推移，好像就不大觉得视力在恢复了，患者常常心里很着急。

其实所有的视网膜脱离患者在视网膜脱离术后黄斑重新贴回原位后视力就会立即改善，此时视力开始迅速恢复，术后的 2 个月视力恢复最快，在术后的 3 个月内视力都会逐渐改善，直到术后 1 年。因为视力的恢复是一个缓慢的过程，着急的患者每天对照有可能并不会感觉有变化，但水滴石穿，时间长了还是可以发现视力的明显提高。此后视力虽然仍然会有缓慢的提高，但提高的范围极小。因此，可以认为术后的 3 个月是视力恢复的主要时间，术后 1 年的视力要好于术后 3 个月。

但是有些黄斑脱离的患者，其色觉的恢复要较视力恢复更加缓慢，更加不明显，而且多发生在年龄低于 60 岁的患者中。换句话说，虽然视网膜脱离术后视力可以在 3 个月内恢复，但色觉的恢复更慢，而且只有年龄小于 60 岁的患者才会有色觉的恢复。

视网膜脱离术后视力能恢复正常吗？

经常有患者在复查时说，"医生你说我的视网膜恢复得很好，但我还是看不见！"这就是说视网膜复位是一回事，视力的恢复则是另一回事。即便医生可以将视网膜重新贴回原位，视力仍然可能遭到了损害。

视网膜脱离术后视力的恢复程度取决于术前黄斑部是否脱离、脱离的范围和高度、以及黄斑部脱离持续的时间。这是因为黄斑部是视力最为敏锐的区域，绝大多数主管明视觉、精细分辨和色觉的视锥细胞聚集于此处，一旦黄斑部发生脱离就会严重影响视力的恢复。

对于术前黄斑部并没有脱离的患者来说，他们的视力往往可以恢复正常。但在曾经脱离的视网膜所感知的视野范围，其敏感度下降，甚至在对应的周边视野会缺失。周边视野就是在队列训练时对齐队伍所用的"余光"，如果出现周边视野缺失，就不能发现相应的侧面的异常情况，在过马路或驾驶汽车时需要特别注意。

如果术前发生黄斑部的脱离，不论部分受累还是完全脱离，都会影响视力的恢复。如果能在黄斑脱离 1 周以内及时进行治疗，视力恢复还是比较理想的，往往可以达到 0.5~0.6，有些患者甚至还能恢复到发病前的视力，但视觉的对比敏感度却会有下降，而且会有视物变形。

如果黄斑部已有持续的视网膜脱离并超过 1 周，即便在 1~2 周，其视力恢复就很不理想往往只能达到 0.1~0.2。如此长时间的视网膜脱离会导致大量的感光细胞由于缺乏从脉络膜来的营养供应和视网膜色素上皮的功能支持而死亡，即使视网膜已经重新复位，由于感光细胞不能再生，视力也就不能重新恢复。这就是视网膜脱离术前需要制动和保持体位的缘故：尽量使视网膜脱离不要累及黄斑区，或者使已经脱离的视网膜脱离范围缩小、高度降低。

视网膜脱离术后视物有变形，正常吗？

视网膜脱离术后发现视网膜变形是所有术前有黄斑部视网膜脱离的患者的普遍主诉，越是术后视力恢复好的患者这样的主诉越强烈。

只要术前有黄斑部的脱离，术后即便视力恢复到 1.0，仍然 100%会有视网膜变形，有的医生将其称为"黄斑对脱离的记忆"。视物变形是由于黄斑部视网膜脱离复位后，感光细胞的位置与以前的位置有偏差所致。黄斑是主管精细视觉的视锥细胞集聚的地方，视锥细胞有着井井有条的网格状排列，每一个视锥细胞都有相应的方向上的空间对应点，这样当感光细胞的信号传入大脑，就可以按图索骥将其综合起来形成完整的图形。当视网膜脱离后重新复位，由于医生只能在总体上使视网膜贴回原位，而不能在细胞水平使感光细胞按照原来的位置"一个萝卜一个坑"似的精确地重新复位，这样感光细胞的位置与以前有了偏差，大脑仍然按照原来空间对应点进行视觉综合，就是一个变形了的图像，这就是视物变形。就像音乐会的幕间休息，人们离开座位后重新入座，如果不按照原来的座位号来坐，再根据座位号来找人总是要找错人的。

和前面术后出现飞蚊征相似，视力恢复越好的患者，这样的视觉症状就越明显，因为他们可以清楚地看见术后的世界与以前世界的差异。至于术后视力恢复不佳的患者，虽然也有视物变形，但本来就视力不佳，变形也就不感觉严重了。

视网膜术后高眼压

牛亮亮

视网膜术后为什么要测眼压？

眼压，是眼球内容物作用于眼球内壁的压力。我们称不引起视神经损害的眼压水平为正常眼压。统计学正常眼压 11~21mmHg。

视网膜手术，无论是玻璃体切割手术还是外路手术，术后都需要定期随访眼压，以便及时发现眼压高，及时就医，及时处理。视网膜术后高眼压表现形式复杂多样，可以是一过性，也可以是持续性，升高的程度可轻可重，长期的继发性高眼压如果没有得到有效控制，可能发生继发性青光眼。这是一类以特征性视神经萎缩、视野缺损为共同特征的不可逆的疾病，病理性眼压升高为其主要危险因素，因此眼压控制成为不可忽视的问题。

作为全球第二大致盲性眼病，青光眼主要分为原发性青光眼（闭角型青光眼、开角型青光眼）、继发性青光眼（视网膜术后继发青光眼、新生血管性青光眼等）、儿童（发育型）青光眼，以及特殊类型的青光眼（正常眼压型青光眼、色素性青光眼、高褶虹膜性青光眼，剥脱性青光眼、恶性青光眼等）。视网膜术后继发高眼压，需要引起医生和患者共同关注，维持眼压稳定，避免出现不可逆的青光眼改变。

视网膜外路术后为何会眼压升高，
不是说对眼内不造成影响吗？

视网膜外路手术有一定的适应证，尤其适合年轻有透明晶状体、玻璃体液化尚不明显、仅有部分范围视网膜脱离伴周边小孔、锯齿缘截离等患者。外路手术的手术操作基本都在眼球外进行，巩膜外加压和环扎术是目前经典的手术方法，可根据患者的病情可以单用一种或者两种方法联合使用。

外路手术虽基本在眼球外操作，仍可能继发高眼压。外路术后眼压升高的原因可能包括以下几点：一方面，外路手术操作可能会出现巩膜环扎过紧、巩膜外加压块过宽等情况，会引起静脉回流障碍，导致术中或术后眼压升高。另一方面，外路术后眼球容积缩小，可能引起房角拥挤，或造成原有存在的闭角型青光眼解剖因素的加重，导致眼压升高。此外，手术操作刺激等可能引起睫状体水肿前旋，继发房角拥挤等解剖结构的改变；以及术后为了减轻炎症使用百力特、典必殊、氟米龙等激素滴眼液，激素本身可导致眼压升高，尤其对于一些激素易感的人群，如高度近视眼患者、有青光眼家族史的患者等，更加容易导致高眼压。

可见，外路手术可能引起眼压升高，因此患者需要定期随访眼压等情况。

为什么玻璃体切割术后会有眼压高？

一些复杂的孔源性视网膜脱离、眼外伤、黄斑疾病、增殖期糖尿病性视网膜病变等疾患，常常需要行玻璃体切割术治疗。玻璃体切割术后高眼压，发病率较高，发病机制复杂，可对患者的视功能造成进一步不可逆损伤，因此术后定期监测眼压，尤为重要。

玻璃体切割术后继发眼压高的常见原因（闭角因素）包括：玻璃体腔填充物如硅油、消毒空气、惰性气体（C_3F_8等）等在助力视网膜复位中起到了重要的作用。但由于硅油或气体比水轻，并且表面张力大，当过量填充时，易顶推房角，引起瞳孔阻滞；玻璃体腔填充物还可推动晶状体－虹膜隔前移，引起房角变窄或关闭；手术刺激、炎症反应也可引起睫状体水肿旋前，推动虹膜根部向前，引起房角变窄或关闭；炎症反应可能引起瞳孔区渗出、虹膜后粘等，进一步引起瞳孔阻滞，眼压升高；此外，如患者术后对休息体位要求未能遵守，也会导致气体或硅油向前移位，顶推房角，引起房角关闭，眼压升高。

玻璃体切割术后继发眼压高的常见原因（开角因素）包括：一方面，玻璃体切割手术的刺激、炎症渗出、炎症细胞、玻璃体或前房积血等附着在房角，阻塞房角并引起小梁网功能的异常，引起房水流出受阻。另一方面，如有硅油乳化，即使在硅油取出术后，乳化的残存小油滴仍然可长期阻塞在房角，导致小梁网功能的破坏，引起眼压升高。此外，玻璃体切割术后使用激素抗炎的过程中，激素可诱导小梁细胞外基质堆积，阻碍房水外流过程，也可继发眼压升高。

对于有本身就有青光眼的患者或易感人群，包括已确诊开青、闭青或有青光眼家族史的患者、前房偏浅的患者、高度近视患者、糖尿病患者等，视网膜玻璃体切割术后，眼压检测是非常重要的。

为什么打了硅油瞳孔下面会有黑洞？

有很多患者照镜子发现，自己做完玻璃体切割术后，黑眼珠下方出现一个黑洞，这其实是医生在下方 6 点钟方位做了虹膜根切口(Ando氏切口)，是来预防无晶体眼患者玻璃体切割术后高眼压的有效措施。

对于无晶体眼患者，下方 6 点钟虹膜切除术可有效减少眼内硅油的并发症。因硅油或气体比水轻，一般位于上方，在虹膜下方的根切口不仅保证了房水从此孔循环，避免了瞳孔阻塞。同时硅油、气体等填充物聚集的上方的虹膜后，因上方的虹膜仍保持着物理界面的完整，可有效地抑制硅油向前房移动，从而降低了青光眼和角膜变性的发生率。

医生有什么方法帮我避免术后眼压高的风险吗？

看到视网膜术后发生高眼压甚至继发性青光眼的并发症，很多患者不禁想问医生有采取措施帮我避免术后眼压高的风险吗？

答案是当然肯定的！为了避免出现术后高眼压的发生，医生做了很多努力。微创手术过程中，医生谨慎操作，减少手术刺激，减轻炎症反应，避免医源性损伤，术中适当激光能量行视网膜激光，避免过量激光引起睫状体水肿等因素引起继发眼压升高。

无晶体眼患者，因没有晶体的阻隔作用等原因，硅油或者气体容易积聚在瞳孔区，引起瞳孔阻滞，继发眼压升高，对于这类患者，医生会在虹膜下方 6 点方位行 Ando 根切以避免继发性眼压升高。

对于本身就有闭角型青光眼或闭青易感人群，医生会在玻璃体切割手术过程中联合白内障手术，以此来增加前房空间，避免了瞳孔阻滞、房角关闭引起眼压升高。

尽管如此，还是需要提醒患者，视网膜术后定期复诊，监测眼压，对高眼压或继发性青光眼，做到尽早发现，尽快处理。

我自己在家如何发现眼压高？

视网膜术后继发高眼压不容忽视。那么患者平时如何发现自己可能眼压高了呢？

这里再次强调定期医院随访、测眼压的重要性，因为有一部分患者，尤其是高度近视患者等易感人群，在房角开放状态情况下，眼压升高时候可能没有什么感觉。

对于多数患者来说，感觉眼球仅有眼球胀痛感、眼眶酸痛感，可能就是眼压升高发出的警报了。

而对于一部分存在瞳孔阻滞、房角关闭等因素引起的眼压升高，患者通常会变现为眼痛、半侧头痛，甚至恶心、呕吐等比较明显的表征。虽然高眼压的症状表现明显。即使遇到这种情况，很多患者可能会误以为是偏头痛或胃痛，去神经科、消化科就诊，耽误了降眼压治疗。

同时，如果患者在家出现了视力下降、视物模糊、雾朦感，可能也是眼压升高引起角膜水肿等眼部反应了，此时需尽快就医。

此外，当患者体位变动过程中（如从卧位到坐位，从弯腰到抬头，从蹲下到站起等），如发现眼前发黑甚至黑朦，可能也是眼压升高的表现。我们可以理解为体位性低血压的表现：由于体位发生了改变，如从卧位快速变为直立体位时出现的血压明显下降，因循环供血不足，出现头晕、视力模糊、头痛等一系列症状的临床综合征。视网膜术后，如出现眼压升高，眼内灌注阻力变高，患者在体位改变时，也可能因为相对的供血不足，引起眼前发黑甚至黑朦感，需尽快就医。

如果有感觉眼压高，需要去看医生吗？

如果感觉有如上所述高眼压的表现，切记要立即至眼科就医。经过医生专业判断，及时进行处理，有的高眼压甚至可能还需要急诊处理，如前房穿刺、静滴甘露醇、降眼压药物使用等，迅速降低眼压，以最大程度保护视功能。

为什么我术后测量眼压 25mmHg，医生没有处理？

有些视网膜术后患者发现，门诊复诊时，测量眼压略偏高，在 21~25mmHg 之间，但感觉医生并未迅速处理。其实，医生会根据病情进行综合判断，给出合理建议的。有的情况下，告知患者停药；有时候则只是告知减药。随着激素药物停药或者减少用药量，眼压会逐渐下降。也有时，如果医生判断这种眼压升高是暂时性的，可能是手术刺激或炎症刺激引起，术后会随着这些因素的减轻，眼压也会下降，也就没有做出过多干预，仅仅采取密切观察。

术后眼压高如何治疗？

我们前面提到的视网膜术后高眼压的因素，包括开角因素、闭角因素、易感人群、炎症因素、手术刺激等。视网膜术后眼压升高，需要综合分析病情，根据病因采取相应的措施。

药物控制：医生会根据眼压升高的程度选择适当的降眼压药或相应措施。一般情况下，当眼压小于25mmHg时，选择停用激素类药或者继续抗炎治疗并观察随访眼压；当眼压在25~30mmHg时，选择局部滴用降眼压药，以促进房水引流为主；当眼压在31~40mmHg，甚至高于40mmHg时，医生会根据病情，做出不同的处理，比如前房穿刺、增加降眼压药物种类、高渗脱水剂（如：静滴甘露醇）。同时也可能使用营养神经药物改善微循环，保护视神经。

青光眼药物，我们可以根据药物作用，简单分为三类：促进房水引流、减少房水生成、减少眼内容积。

促进房水引流的药物：主要包括：α受体激动药（如溴莫尼定）、前列腺素类药物（如拉坦前列腺素、曲伏前列腺素、他氟前列腺素）；拟胆碱类药物（如毛果芸香碱）。

减少房水生成的药物：主要包括碳酸酐酶抑制药（如布林佐胺）、β受体阻滞药（如噻吗洛尔、卡替洛尔）。

减少眼内容的药物：临床主要使用高渗剂如甘露醇。

此外，临床使用的降眼压药还有各种药物合剂，如派立噻、派立定、苏力坦、克法特等。

玻璃体切割术后医生更倾向于选择促进房水引流的药物（除拟胆碱类药物，主要用于闭青）。同时更需要关注各类药物的副作用和禁忌。如 α 受体激动药溴莫尼定：可能引起嗜睡、过敏反应，因此高空作业、司机等职业慎用；碳酸酐酶抑制剂属于磺胺类药物，如有患者对磺胺类药物过敏则不可以使用；β 受体阻滞药可能降低心率、诱发哮喘，如有心动过缓、哮喘患者不可以使用。

其中也需关注前列腺素类药物这类双刃剑药物，前列腺素类药物在促进房水葡萄膜－巩膜引流起到了很好效果，降压幅度可达25%~33%，但前列腺素类药物可能增加炎症反应，因此有前房炎症反应的患者需慎用。

手术治疗：也有小部分持续性眼压增高难以控制的患者，医生观察后发现可能是眼内填充物气体、硅油、液体过满，顶推晶体－虹膜隔向前，引起瞳孔阻滞，造成了继发高眼压，医生会根据情况，选择前房穿刺、补充激光虹膜周切、前房成形术等方式降低眼压。如果仍然控制不佳，可能会根据情况行取出（部分或全部）填充物。

视网膜术后，视力恢复良好，
为何医生却让我去青光眼医生那里随访？

小王是一名大学生，是一个从小学就开始戴眼镜的高度近视（-7.00DS）的小伙，偶然一天发现自己右眼前黑影，就去医院看了，医生经过仔细检查，发现小王右眼颞上方视网膜有一个小马蹄孔，颞上方近一个象限视网膜脱离，眼底视乳头色淡红，视乳头 C/D 0.3，眼压右眼 20mmHg，左眼 19mmHg。建议做视网膜手术，医生为小王选择了视网膜外路手术：冷凝＋外加压。术后经过定期随访，小王视力恢复很好，但双眼眼压一直在 19~21mmHg 之间波动。医生为其补充了青光眼 OCT、视野、UBM 等检查，青光眼 OCT 结果显示，小王视野颞下方视网膜神经纤维层 (RNFL) 可疑变薄；中心视野检查基本正常；UBM 显示双眼房角开。医生告知小王，虽然目前中心视野基本正常，但他的青光眼 OCT 颞下方可疑变薄，随着时间进展可能发生变化，出现青光眼特征性的视神经和视野的改变，高度近视的小王作为青光眼的易感人群，一定要定期去青光眼专科随访。

可见，视网膜术后，对于有本身就有青光眼的患者或易感人群（包括已确诊开青、闭青或有青光眼家族史的患者，前房偏浅的患者，高度近视患者，糖尿病患者），在视网膜玻璃体切割术后，定期随访眼压，定期在青光眼专科随访有重要的意义，可尽早发现、尽早治疗、尽最大努力挽救视功能。

玻璃体手术术后康复

黄　洁

玻璃体术后和外路术后康复

玻璃体手术术后和外路术后康复是手术成功的延续，其重要意义不亚于手术本身。患者了解正确的术后康复可以加速眼部的恢复，避免并发症，提高视力恢复的概率。术后康复的早期阶段，外部保护至关重要。使用滴眼液后不可以立即擦眼睛，可能擦掉滴眼液，以免影响恢复。避免眼睛接触汗水和尘土，以防感染。不要揉眼或者进行剧烈运动，以免对手术效果造成影响。可以适当活动，在超过术后体位要求的时间后可以适当下地进行适量活动，但需要避免突然弯腰、奔跑、倒立、跳跃等大幅度动作。术后很长一段时间都需要定期复查，术后每1~2个月在医院进行一次全面的眼科检查和评估是必不可少的。这是为了密切观察视网膜的恢复情况、眼压，以帮助决定后续治疗方案。

完成视网膜手术只是眼科治疗的第一步。术后还需要大家的积极配合和休养，才能让视力恢复得更好、更快。

首先是眼内气体填充术后的注意事项。这类手术会向玻璃体腔内充入气体使视网膜复位。这时千万不要猛然仰头看东西，或长期保持仰面朝天的体位，避免术后并发症的发生。另外，气体充填的时间内视力会暂时下降，不必担心。

术后建议用眼罩遮盖健眼，让手术眼多暴露在外，尽快适应光线刺激，加速视功能的恢复。此时也可以利用视频、图画等视力练习资料，反复训练患眼的辨认功能。

外路术后，重点是活动眼肌，防止切口粘连。可以自主训练眼球的上下左右运动。

术后需要留意的异常情况有哪些？

以下是患者在玻璃体视网膜术后康复过程中的一些重要的自我观察点。这些观察点可以让你更好地了解自己的眼睛状况，及时发现并应对可能出现的问题。

首先，我们要关注的是眼睛是否**红肿**。术后短期内眼睛红肿可能是正常的反应，但是会逐渐消退，如果你发现眼睛的红肿情况在术后3个月仍旧持续，那么就需要引起注意了。这可能表明眼睛正在发生炎症或者感染，需要立即就诊，以便医生尽早诊断和治疗。

其次，如果你感到眼睛有剧烈的**疼痛**，这可能是眼睛出现并发症或异常的信号。眼痛可能说明眼睛的某个部分受到了损伤或压力，这时需要你立即就诊查明原因。

再者，如果发现眼睛的**分泌物**明显增多，这可能也是眼睛感染的信号。正常情况下，眼睛的分泌物应该是清澈的，如果你发现分泌物变多、变混浊，这说明可能眼睛有感染，也需要尽快就医。

另外，如果出现**眼前发黑**，可能预示着高眼压。体位变化导致的血压降低，又叫体位性低血压，这对于眼压正常的人感觉不到。但眼压高的人在体位性低血压时由于相对灌注不足，可能导致眼前发黑。所以眼前发黑也需要及时就诊详细检查。

在眼睛术后的恢复过程中，视力变化也是一个重要的观察点。如果你的视力在恢复一段时间后突然又再度下降，可能表明你的视网膜发生了视网膜血管病变或视网膜增殖性病变。这种情况下，需要及时就诊，医生可能会需要做一些检查来确定具体的情况。而如果视力再次出现严重下降，可能是出现了新发的视网膜病变，需要再次进行手术修复。如果出现了新的视觉盲区或黑影，请立即就医检查，以防漏掉视网膜再次脱离等情况。

总的来说，在术后康复过程中，你需要密切关注眼睛的变化。任何异常的情况，都可能是眼睛出现问题的信号，需要及时就诊。尽管眼睛术后的恢复可能会有一些不舒服，但是只要你做好视力训练，有异常情况及时就医，你的眼睛就有希望恢复到可以达到的最佳状态。

术后需要长期卧床静养吗？

陈大爷今年七十九岁了，自从上个月做完了玻璃体视网膜手术，除了术后复查的几次，就再没出过门，小区里的大爷大妈们好久没见到他，都打电话向他问好。朋友们问他何时再出来玩啊？陈大爷表示自己年纪大了，估计没有年轻人恢复得快，一定要好好卧床休息，一步也不可能出门的。家属也不清楚是不是能出门，不知道术后是不是需要长期卧床，打算下次带他术后复查的时候问问医生。谁知道医生听说他卧床一个月了，立即批评了他还详细说明了理由。

由于有些玻璃体术后需要注气或注油，术后 1 周左右的静养是必要的，但这并不意味着需要一直待在家里纹丝不动。相反，适当的活动对于术后恢复是有益的。下面将解释为什么以及如何正确进行活动。

首先，术后需要动一动眼球。因为眼球活动能够预防术后肌肉粘连导致的复视。复视是一种让人看到两个图像的症状。简单的眼球各向转动的训练就可以帮助避免这个并发症的发生，比如看看左边、再看看右边、看看上面、再看看下面，简便可行，对预防并发症是有好处的。

此外，全身也需要适当运动。这能够帮助你的身体保持活力，特别是老年人长时间不动易引发肌肉萎缩甚至深静脉血栓和肺栓塞，危及生命。但请记住，做这些活动的时候，要尽量保持平稳，避免剧烈的运动或突然的动作，那可能会损伤眼球而影响恢复。简单的走动就很好，如果有家属能够陪同，那就更好了，可以提供必要的帮助，确保你在行走时的平稳和安全。出门散步虽是很好的活动方式，但在选择散步场所时，建议选在周边环境比较完善的地方，比如有护栏、视野开阔、交通工具较少经过的公园或者社区。这样才可以在享受新鲜空气、放松心情的同时，也不用太担心安全问题。

对于年长的患者，特别是高度近视、白内障、人工晶体等屈光参差问题的患者，要特别提醒上下楼梯的时候一定要当心。此时家属的搀扶显得尤为重要，他们可以帮助平稳地上下楼梯，避免因为视力参差问题而发生摔倒。

术后多数患者对绿色的适应性最好，黄色的清晰度高一些。建议先不要长时间戴墨镜，眼睛需要适应正常光线，这有助视网膜修复。如果担心阳光刺眼，可以戴上墨镜。这不仅能够保护你的眼睛，防止光线刺激，而且还能让你在户外活动时感到更舒适。术后3个月后可以试戴一些色度较浅的墨镜，如灰色、淡蓝色等，最好滤光率50%~70%之间。

总体来说，术后适当的活动对于恢复是有益的，无论是眼球的转动，还是四肢和躯干的运动，都能帮助恢复。切记所有的活动都应该注意平稳和安全。陈大爷听后知错就改，马上就让家属搀着自己出门散步了。

儿童患者术后需要视觉训练吗？

子轩是一个小学一年级的男孩，平常非常调皮，前些天吃完烧烤拿着竹签玩，一不小心就扎进眼睛里了。家里大人吓坏了，当场拔掉竹签，十万火急地送他到当地县城医院，在进行了角膜缝合后，建议去上级医院进一步检查。于是又是一些辗转之后，子轩跟家里人一起到了大医院的眼科急诊，此时他感到眼痛更明显了。进行检查后发现他是感染性眼内炎，幸好发现及时，急诊做了晶体切除＋玻璃体视网膜手术，观察一段时间后出院了。虽然做好了手术，但是由于手术眼做了晶体切除，现在是无晶状体的状态，裸眼视力较差，家属听同房间的病友提起了"视觉训练"，想了解一下是不是适合自家孩子。

儿童处于视觉发育的过程中，由于各种病因，在经历了玻璃体视网膜术后往往患眼视力较差。玻璃体视网膜术后的儿童需要早期进行弱视训练，需要在医生指导下根据孩子的年龄和身体情况制定计划，有利于术后的视功能恢复。

一般来说视觉训练主要采取眼罩遮盖、视力锻炼软件训练和定期评估追踪的综合方法。使用眼罩遮盖健康眼睛，迫使手术眼工作，是训练手术眼的重要手段。家长们可以准备黑色眼罩或不透光眼罩，让孩子在家中玩玩具或看图画书等过程中有一定时间佩戴。分段视力训练软件并配合眼科专业仪器进行的视功能锻炼，需要定期到医院经斜弱视专科医生测试指导，会给家庭安排一些视力训练任务。这类软件和设备可以准确检测患眼视功能数据，进行针对性训练，这些训练同样需要家长监督配合。除此之外还可以利用手机或平板下载一些视力训练类应用软件，这些软件会通过视觉辨识、指点读数等互动游戏，帮助孩子训练眼部协调性，识别和判断能力，家长可以选择适合年龄的产品，让孩子以游戏的形式训练视力。还可家中打印一些视力检查表，在不同距离检查弱视眼视力变化。

切记在术后恢复的整个过程中，需要定期在医院复查评估视力数据。如果出现视力下降、弱视加重的情况，医生会及时调整治疗方案。家属回去后马上给子轩安排了视觉训练，希望他能得到更好的视觉。

对术后饮食有什么建议？

赵阿姨七十出头了，平常特别爱吃甜食和大鱼大肉，稍有些超重但也没太上心。这次老年人社区体检发现一只眼视力很差，这才赶紧让家里人陪同到大医院眼科进行全面检查，发现了视网膜脱离。在经历了玻璃体视网膜手术后，赵阿姨顺利出院，目前正在术后的恢复期，家里亲戚来探望她，带了不少点心和肉类。赵阿姨看着这些好吃的有点犹豫，因为这次住院检查还发现她患有糖尿病和高血压，她依稀记得医生要她控制血糖血压。但是平时随便惯了，赵阿姨也不是很懂怎么控制，尤其是不知道术后饮食要注意什么。

饮食管理是术后康复期间非常重要的一环。尽管我们不能直接通过饮食改变眼睛的状况，但合理的饮食可以帮助身体保持最佳状态，从而促进眼部伤口愈合和身体的恢复。

清淡饮食是术后康复的基础，摄入过量脂肪对血管有害。但在保持清淡饮食的同时需要摄入适量优质蛋白质，例如优质的瘦肉、蛋类、豆制品均可。除此之外，还要注意控制钠盐摄入量，糖尿病和高血压患者需要格外留意，避免血糖和血压大起大落，导致眼部血管受损。清淡饮食意味着食物中的油、盐、糖的含量都应该适中，避免重口味。高糖饮食对糖尿病患者尤其有害，糖尿病患者的身体无法有效地利用或储存葡萄糖，如果摄入过多的糖，血糖水平可能会飙升，这可能导致各种并发症，如心脏病、肾病、视网膜病变等。视网膜病变是糖尿病患者常见的眼病，严重时甚至可能导致失明。高盐饮食则可能导致血压升高，这对高血压患者来说是一个巨大的风险，增加心脏和血管的负担，导致心脏病和中风，损害视网膜的血管。高油饮食则由于过多的油脂摄入可能导致体重增加，增加心脏病和糖尿病的风险，也有研究也发现高油饮食可能与老年性黄斑变性有关。

所以，为了您的健康和术后眼部恢复，我们建议您遵循清淡饮食原则，尽量避免高糖、高盐、高油食物的同时摄入适量优质蛋白质。在日常饮食中，您可以选择蔬菜、水果、全谷类、瘦肉、鱼和低脂奶制品等健康食物，在提供必要的营养的同时避免对健康产生负面影响。赵阿姨虽然不大乐意改变一直以来的饮食习惯，但为了恢复更好，还是做出了妥协。

烟酒影响视网膜玻璃体术后恢复吗？

王大爷年逾花甲，常年烟酒不离手，自诩身体比同龄人硬朗，万万没想到陪孙子乘坐过山车后突然发生了视网膜脱离。幸而由于发现及时,第一时间安排上了视网膜复位手术,现在正处于恢复期。王大爷心想手术做完了这下肯定稳妥了,迫不及待地准备开始吸烟饮酒。家里人不放心,带着王大爷去医院询问烟酒对他是否安全。

首先来说说吸烟的危害。众所周知吸烟有害健康,烟草烟雾含有大量有毒有害物质,这些物质会随着血液运输到眼睛区域,引起眼睛血管收缩、血流量下降,减缓营养物质和氧气的供给,长此以往可能导致视网膜神经纤维层变性及黄斑区视网膜萎缩。刚刚经历过手术的创面和视网膜非常脆弱,尤其需要充足营养来修复,吸烟对刚接受了手术复位的视网膜来说无疑是个重创。尼古丁和一氧化碳会加速眼部血管中的脂质氧化反应,血管壁变得脆弱肿胀而不堪重负,最终闭塞堵死的可能性大增。这样,视网膜玻璃体术后的眼组织就无法得到良好修复,难以恢复患者视力。

再来说说饮酒的危害。酒精可以抑制造血干细胞的生成,而手术创面需要这些细胞才能快速新生修复。酒精能在一定程度上溶解红细胞膜,增加其脆性,红细胞数量减少意味着输送到视网膜和眼球的氧气下降,进而有损修复。酒精引起血管扩张和再收缩,视网膜血管在反复冲击下容易损伤。所以酒精延缓玻璃体术后康复。

术后恢复期间需要严格戒除烟酒,这对保障视力恢复和避免再次损伤都极为重要。王大爷听后不情不愿地表示回去就戒烟戒酒。

致谢：

在此要特别感谢复旦大学附属眼耳鼻喉科医院的王玲博士，不辞辛劳地在繁忙的临床工作中挤出时间来为本书绘制了精美的炭笔图示。